DE LA GÉLATINE
DES OS
ET
DE SON BOUILLON.

IMPRIMERIE DE FAIN, PLACE DE L'ODÉON.

DE LA
GÉLATINE DES OS
ET DE SON BOUILLON,

PRÉCÉDÉE

De considérations sur le vice du régime alimentaire des classes populeuses, et la nécessité ainsi que les moyens de leur assurer la subsistance la plus salutaire et la plus économique.

PAR A.-A. CADET DE VAUX,

Ancien Président de la Société philanthropique, et Administrateur d'hôpitaux civils et militaires; de diverses Académies impériales, royales, étrangères et nationales de la Société royale d'agriculture; honoraire de la Société helvétique des sciences naturelles, etc., etc.

Infelix cujus in potestate est tantorum animas à morte defendere, et non est voluntas!

St.-Ambr.

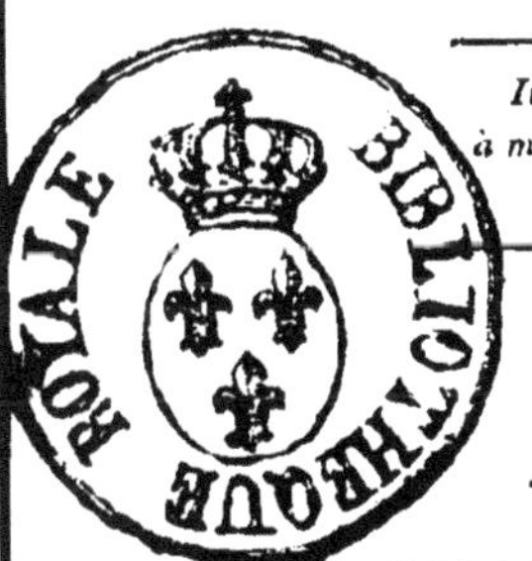

A PARIS,

CHEZ L. COLAS FILS, IMPRIMEUR-LIBRAIRE,

Rue du Petit-Bourbon Saint-Sulpice, N°. 14.

1818.

ÉPITRE DÉDICATOIRE

A S. A. R. MONSEIGNEUR

LE DUC DE BERRI.

MONSEIGNEUR,

LA bienfaisance, vertu dont s'honore Votre Altesse Royale, autorise l'hommage des amis de l'Économie, empressés de placer sous les auspices d'un Prince qui les protége, les travaux qui intéressent l'indigence et l'humanité souffrante.

En daignant accepter la Présidence honoraire de la Société Philanthropique, Votre Altesse Royale inspire une nouvelle confiance à l'un des anciens fondateurs de cette Société, ainsi que de la Société Maternelle; institutions qui sont un des apanages de la Famille Royale, puisqu'elles ont pris naissance sous le règne de Louis XVI. L'exemple des Princes est éloquent, Monseigneur, et la bienfaisance du Monarque ne resta pas sans imitateurs. D'utiles institutions furent fondées, et l'on vit alors se réaliser des projets qu'on eût auparavant qualifiés de *Rêves d'homme de bien.*

Au moment où la France célèbrait le retour de ses Princes légitimes, elle a eu à célébrer aussi le retour de la bienfaisance; et votre Altesse Royale aura contribué à étendre sur la Capitale un grand bienfait. C'est celui du *Bouillon d'Os*, la première des bases alimentaires-animales, qui peut seul réparer les vices du régime nutritif des classes populeuses; car la gélatine, qui abonde dans les os, constitue, avec l'air et l'eau, les trois premiers élémens de la vie.

Dans le désordre actuel de la fortune publique et des fortunes privées, la cherté et la rareté de la viande réduisent la charité à la triste impuissance de faire participer au bouillon du malade, dont elle est forcée d'être avare, les classes nombreuses pour lesquelles l'indigence est un état constant de maladie. Or, la livre d'Os, pouvant donner autant de bouillon qu'on en obtiendrait de cinq livres de viande, il est vrai de dire que l'emploi des os ouvre la source la plus abondante et la plus secourable à ces classes malheureuses.

Aussi, Monseigneur, ce mode alimentaire se présente-t-il fort de l'autorité des corps savans, et glorieux de l'adoption qu'en ont faite, dans leurs États, tous les Souverains de l'Europe; glorieux surtout de l'opinion de Sa Majesté, qui a daigné m'accorder la faveur d'une audience particulière, dont l'objet était de fixer sa sollicitude sur les propriétés de ce Bouillon, tout à la fois aliment, préservatif et remède.

C'était ainsi qu'Henri IV daignait s'entretenir avec Olivier de Serres, des détails de l'économie. Ce patriarche de l'agriculture française, devenue celle de toutes les nations, présentait à son Roi la coque du ver à soie et la feuille du mûrier, dont cet insecte se nourrit. Non moins heureux qu'Olivier de Serres, il m'a été accordé de présenter à mon Roi et à son auguste Famille, le Bouillon d'Os destiné à nourrir l'indigent.

Lorsque la charité des Princes de l'Église, et spécialement celle du Souverain Pontife, lorsque la philanthropie des Princes de la terre se sont réunies sur l'adoption du Bouillon d'Os, comment se fait-il que ce bienfait ne soit encore que partiel en France? Ce ne sont pas, Monseigneur, les préjugés qu'il faut en accuser : le temps dissipe l'ignorance; et d'ailleurs ce vieil adage populaire que *les os font le bon bouillon*, et que *la chair vit de chair*, eût triomphé de quelques misérables préventions, si elles avaient été le seul obstacle à vaincre. Mais la populaire, se propagera rapidement des villes dans les campagnes; alors notre âge verra s'accomplir ce vœu de la *poule mise, le dimanche, au pot du paysan;* expression familière, qu'ennoblit la bonté du meilleur des Rois; vœu qui sera réalisé et au-delà, parce que la livre d'os est beaucoup plus riche en gélatine que la poule.

J'ai pu, Monseigneur, reproduire au descendant d'Henri IV de pareils détails d'économie, la plus utile des sciences, parce que V. A. R. sait qu'elle est aussi le plus ferme appui des États, comme la première des vertus.

Je suis avec le plus profond respect,

Monseigneur,

De votre Altesse Royale,

Le très-humble serviteur,

CADET DE VAUX.

DE LA GÉLATINE DES OS

ET

DE SON BOUILLON.

CONSIDÉRATIONS PRÉLIMINAIRES SUR LE RÉGIME ALIMENTAIRE DE LA CLASSE POPULEUSE.

LES constitutions politiques, destinées à faire le bonheur des nations ainsi que des souverains, seront en vigueur avant que les sociétés se soient occupées de la constitution alimentaire du peuple des villes, des campagnes, et surtout de l'indigence; classes qui cependant comprennent les neuf dixièmes de la population des empires; et cela, quand la constitution alimentaire des animaux domestique est tout ce qu'elle doit être.

Cette réflexion philanthropique et non moins politique n'aurait-elle pas dû se présenter à l'esprit des gouvernemens? En effet, comment les dominateurs du monde n'ont-ils pas réfléchi à l'heureuse influence que devait nécessairement exercer sur la stabilité des trônes la satisfaction des premiers besoins de la vie, à laquelle se réduit le bonheur des peuples?

Franklin, philosophe et législateur d'une grande nation, à la prospérité de laquelle il a contribué si efficacement, savait en quoi consistait le bonheur du peuple : « il lui faut, disait-il, des souliers pour les pieds, des bas pour les jambes, des habits pour le reste du corps, et *une bonne nourriture pour l'estomac* » ; les enfans demandent-ils autre chose? Et le peuple n'est qu'un grand enfant.

C'est aussi ce que Vauban indiquait à Louis XIV, comme moyen de rattacher à la vie la population dégénérée et décroissante du Morvan; mais ce roi ne put qu'ébaucher, que préparer cette réforme; car, toute grande que soit la puissance des souverains, elle ne l'est pas toujours assez pour opérer tout le bien qu'ils désirent; et, quand il n'y a pas de petit esquif qui ne trouve à s'amarrer, le vaisseau de l'état chargé de grandes et vastes conceptions, surtout si elles intéressent le bonheur public, vogue long-temps, rencontrant beaucoup d'écueils, et trouve difficilement un port pour aborder.

La vraie philosophie, selon Locke, *n'attache d'importance qu'à ce qui peut être utile à l'homme*; et, dans ce cas, il n'y avait pas pour lui de *petites choses*. C'est ainsi que le premier philosophe de son siècle disait que la connaissance des arts utiles renferme plus de vraie philosophie que tous les systèmes, les hypothèses et les spéculations de la philosophie intellectuelle. Or, le premier des arts est l'économie alimentaire, et spécialement celle du peuple. Quand, depuis si long-temps, il existe tant de codes gastronomiques pour l'opulence et la simple aisance; quand nous surpassons l'art des Lucullus : cette branche de l'économie a bien le droit de se faire entendre, lorsqu'elle vient poser les bases de la constitution alimentaire des classes populeuses, et les faire asseoir au banquet de la vie dont elles sont exclues, quoique conviées par la nature, la politique et la religion. *Jupin*, dit La Fontaine, *pour chaque état mit deux tables au monde*...... ne finissons pas la moralité.

Nourrir et *instruire les peuples*, c'est en cela que le divin législateur faisait consister sa mission; de même, ces deux grandes bases du bonheur physique et moral des nations auront signalé le règne actuel. Louis XVIII, en favorisant l'éducation mutuelle, triomphe de l'ignorance et de l'immoralité du peuple; en même temps que ce souverain élève une barrière à l'extrême disette et aux maux qu'elle entraîne, en favorisant l'institution du bouillon d'os et assurant à l'indigence ce premier des alimens. Voilà de ces triomphes qui ne font répandre que de douces larmes à l'humanité, et auxquels applaudira l'Europe.

Dans l'état actuel des choses, combien la philosophie serait en droit d'adresser à toutes les nations civilisées les imprécations que Pline adressait aux Romains sur le contraste du luxe de la table des riches, et de la nudité de celle du pauvre! Mais ces imprécations deviendraient superflues, à cette époque mémorable où le souverain qui gouverne la France, et les princes de sa famille accueillent unanimement les moyens de réaliser les vœux de la philanthropie sur le meilleur régime alimentaire du peuple.

L'indigence alors pourra ne plus vivre de charité et d'aumône. Si elles honorent celui qui donne, elles avilissent celui qui reçoit, et le flétrissent en l'accoutumant à l'oisiveté, source de tant de vices (1). Ce n'est pas seulement

---

(1) Un journalier de ma commune, très-bon ouvrier, se trouvant, l'hiver dernier, sans ouvrage, se mit à mendier : il en avait tellement contracté la douce habitude, qu'au retour de la saison des travaux, il hésitait à reprendre sa houe. Il a fallu le concours de l'autorité

d'argent qu'ont besoin les infortunés; et il n'y a que les paresseux de bien faire qui ne sachent rien faire que la bourse à la main, a dit un de nos philosophes : proposition vraie. En effet, combien l'écu que la prévoyante et active économie, que l'inquiète philanthropie savent employer au secours de l'indigence, lui devient plus profitable que cette pièce d'or qui tombe de la bourse du riche! Sachons donc satisfaire, par nous-mêmes, au besoin dont cet or n'est que la représentation, et qu'emploiera mal l'indigence pour laquelle il y a si rarement un lendemain qu'elle sache prévoir. La subsistance de l'indigent doit être le fruit de son travail, et non pas le fardeau de la société. L'économie peut la lui assurer à un prix tellement modique, que l'accroissement de la population, dont il serait permis de s'effrayer avec les guerres de moins et la vaccine de plus, deviendra richesse; alors l'indigence pourra suffire à la satisfaction des premiers besoins de la vie; et le Français, encore plus attaché à sa terre natale, n'émigrera

pour le rappeler à la dignité de cultivateur; car il a une petite propriété cet homme devenu mendiant, vagabond; et c'est à peu près la récolte en blé d'un arpent que tout mendiant prélève sur la subsistance publique.

point ; il n'ira pas, ainsi que ses voisins, peupler le Nouveau-Monde.

Ces premiers besoins une fois satisfaits, créez aux peuples des besoins factices qui alimentent l'industrie, le commerce, et que le travail acquitte ; dès lors l'aisance aura succédé à l'indigence.

Il y a plus, la salubrité du régime alimentaire préviendra les maladies occasionées par les vices du régime actuel de ces classes ; régime qui multiplie *les indigens malades à domicile*, et encombre les hôpitaux ; ce sera prévenir surtout la dégénération de l'espèce. Qu'enfin la race humaine participe à ces soins, à cette surveillance que l'économie politique croit devoir aux races des animaux compagnons du travail de l'homme ; que l'embonpoint de l'étalon, du taureau, du bélier n'offre pas un contraste trop révoltant avec l'amaigrissement du palefrenier, du vacher et du berger ; enfin, comme l'esprit est plus sain dans un corps sain, *mens sana in corpore sano*, la morale du peuple gagnerait à cette heureuse révolution dans son régime nutritif.

Que ceux qui n'ont jamais connu la faim, la soif, enfin les premiers besoins de la vie que pour y satisfaire et jouir avec plus de sensualité, traitent de déclamation ces accens de la philanthropie ; ou bien encore, que l'ignorance, méconnaissant les bienfaits de la science sans laquelle on la verrait encore réduite à vivre de glands, insulte à ceux qui répandent ses doctrines salutaires ; tous ces traits ne peuvent atteindre l'économie, dont les intuitions même sont autant de vérités. Le cours d'un fleuve peut bien être momentanément suspendu ; mais c'est pour déborder et renverser les digues que la faiblesse et l'imprudence lui opposent.

Eh bien, au nom de cette économie, j'ai dit et prouvé (1) qu'elle peut alimenter une famille indigente, et conséquemment les alimenter toutes à dix ou douze centimes par individu (2), alimens qui seront éminemment

---

(1) *Moyen de prévenir les retours des famines et des simples disettes*, ou *Traités des bases alimentaires et de la pomme-de-terre amenée à cet état, d'après les nombreuses appropriations qu'elle reçoit de sa conversion en une farine inaltérable*. Paris, 1813 ; chez L. Colas, libraire.

(2) M. de Fellemberg, un de ces êtres privilégiés qui n'apparaissent qu'à de grands intervalles, doué d'un génie créateur, qu'il applique au premier des arts ; d'une philanthropie qui lui a fait embrasser l'existence physique, morale et religieuse de la jeunesse ; doué enfin de cet amour de ses semblables, qui étend à toutes les classes de la société le bienfait de ses institutions ; M. de

nutritifs, salubres, savoureux, et beaucoup plus que ceux qu'Épicure présente dans ses jardins (1); malheureusement cette voix a été perdue dans le désert. Lorsque tant d'échos sont aux aguets d'événemens scandaleux ou sinistres, et de tous les crimes commis, ils hésitent à répéter les vérités qui intéressent le plus cette malheureuse espèce humaine; comme si les journaux n'étaient pas destinés à devenir les archives de tout ce qui peut éclairer et consoler l'humanité.

Dans l'état actuel des choses, le pauvre n'a donc droit de partager avec le riche que l'air atmosphérique et l'eau du fleuve? La constitution alimentaire de l'économie une fois sanc-

---

Fellemberg a fait entrer dans le plan d'Hofwil le régime alimentaire de l'ouvrier de la campagne.

(1) Arrivés à la porte du jardin, ils liront avec transport cette inscription : « Passant, tu peux entrer ici; la volupté seule y donne des lois; » Bientôt le gardien de ces lieux les aborde avec l'air affable de l'hospitalité; il leur sert de la farine détrempée, et leur verse de l'eau en abondance. N'êtes-vous pas bien traités? leur dit-il. Ici les mets n'irritent pas la faim, mais ils l'apaisent; les boissons n'augmentent pas la soif, mais elles l'éteignent de la manière la plus naturelle et la moins coûteuse...... L'estomac demande : c'est un créancier peu exigeant; on s'en débarrasse à peu de frais, pourvu qu'on lui paye ce qu'on lui doit, et non pas tout ce qu'on peut. (Morale de Sénèque)

tionnée par le concert des amis de l'humanité, le riche pourra s'asseoir à la table de l'habitant des chaumières, sans en être repoussé par le dégoût d'un pain noir et de graisses rances; il pourra s'y asseoir, s'il est surpris par la faim dans une course lointaine, parce qu'il y trouvera les mêmes bases alimentaires qui paraissent sur la table de l'aisance : *nos nouvelles appropriations de la pomme-de-terre et le bouillon d'os;* dès lors, l'inscription des jardins d'Épicure, beaucoup trop fastueuse pour *sa colle de farine*, aliment que proscrit l'hygiène, convient beaucoup mieux à notre régime, comme approprié aux vues de la nature, qui est cette association de bases alimentaires végétales et animales, les seules favorables à la santé, la première des voluptés.

L'Éternel, en créant les animaux, a fixé leur régime : il est instinctif chez tous; l'homme, placé dans la classe des omnivores, doit s'alimenter de substances végétales et animales; mais comment l'indigent obéira-t-il à cet instinct? La viande lui est interdite; l'élévation de son prix ne lui permet pas de satisfaire l'appétit que la nature lui a donné. Eh bien! nous allons y suppléer, puisque le quart des os de la viande qui se consomme dans une grande ville, fournit autant de substance nutritive que la totalité de cette même viande, et peut suffire à alimenter la masse d'indigens. Il est temps enfin que la société fixe le régime alimentaire du peuple, de manière à ne plus craindre les malheurs qui suivent le fléau des disettes. Eh! combien elle serait coupable dans son insouciance envers l'indigent, si elle se refusait à l'éclairer sur les moyens de satisfaire à ses premiers besoins.

La raison, la philanthropie, la religion, la politique du gouvernement, enfin l'intérêt du corps social ordonnent cette salutaire institution : c'est en leur nom que nous réitérons à l'opinion publique, et aux magistrats, l'invocation de venir au secours de l'indigence, en concourant à établir la constitution alimentaire des classes populeuses. Providence du pauvre, le gouvernement doit assurer ses premiers besoins; car que peut la charité! beaucoup de zèle et d'insuffisantes aumônes aux époques des disettes. De son côté, que peut la religion? aider à supporter et offrir à Dieu ce jeûne imposé par la misère. Eh bien, l'économie va le rompre ce jeûne, et, en prodiguant les moyens alimentaires, convertir la triste résignation en reconnaissance. Déjà les papiers publics ont rendu compte de ces distributions de bouillon d'os et des bénédictions que l'indigent élève au Ciel pour les faire redescendre sur la famille royale, à laquelle il était réservé de procurer aux classes populeuses ce bienfait qui est demeuré méconnu dans la capitale. Ces distributions ont offert le spectacle le plus fait pour honorer la bienfaisance, et disculper l'indigent qui, pour la première fois, aura vu les premières classes de la société et l'opulence partager avec lui le bouillon qu'il recevait de leurs mains.

Combien peu on fait d'estime des objets destinés à la satisfaction des premiers besoins de la vie, quand on en a la pleine et entière jouissance! mais aussi quel prix inestimable n'acquièrent-elles pas lorsqu'on en est privé! L'histoire des famines laisse d'assez profonds souvenirs dans les esprits et dans les âmes, pour enfin se prémunir contre leur retour (1).

Sachons donc profiter des leçons qu'une

(1) Si j'osais rappeler cette effroyable campagne de Russie, je dirais que les ossemens de chevaux pouvaient corriger la maligne influence des eaux empestées dont le soldat s'abreuvait, et prévenir cette dyssenterie à laquelle succombait celui qui eût résisté à la rigueur du climat. Les savans de Stockholm et de Copenhague avaient révélé aux Suédois et aux Danois l'identité de la gélatine de tous les animaux herbivores.

disette générale vient de donner à l'Europe; que cette disette soit la dernière! Ce fléau ne se serait pas même reproduit, si la prévoyance des propriétaires ruraux ainsi que du gouvernement, s'abandonnant aux conseils de l'économie, cette divinité tutélaire des empires, avait, en 1812, consenti à se ménager, pour des époques désastreuses, des ressources bien plus efficaces que celle des greniers d'abondance: *nos deux bases alimentaires*, *la gélatine et les nouvelles appropriations de la pomme-de-terre.*

Il en est de l'économie comme de la philosophie et des religions qui, depuis des siècles, sont contraintes à répéter chaque jour les mêmes préceptes.

Il y a trente ans qu'en France la disette actuelle aurait moissonné le quart de la population; ce qui eût été l'effet de la stupide ignorance du peuple des villes, et surtout de l'habitant des campagnes repoussant les pommes-de-terre et criant famine, assis sur un sac de ces tubercules, qu'il ne cultivait que pour son porc.

Mais aujourd'hui, plus éclairé (1) que d'o-

---

(1) Il en est de l'instruction succédant à l'ignorance, comme de la clarté du jour dissipant les ombres de la

bligations, ce même peuple n'a-t-il pas contractées avec ce puissant auxiliaire des céréa-

---

nuit. Il y a vingt-cinq ans qu' ayant planté dans ma propriété, deux arpens en pommes-de-terre d'espèces nouvelles, venues d'Amérique sur la demande de M. le maréchal de Castries, et par les soins de mon honorable ami, sir John de Crèvecœur; et m'étant, en outre, muni des appareils destinés à la co-panification de ces tubercules, je fus obligé d'abandonner mon habitation pendant six semaines, pour laisser calmer l'indignation des habitans auxquels je proposais cette ressource contre la disette d'alors. Déjà j'avais quitté Paris, pour avoir fait mettre, par M. l'intendant de la généralité, à la disposition de M. le curé de Saint-Martin-des-Champs, la récolte de cinquante arpens de pommes-de-terre dont j'avais provoqué la culture, à l'effet de remplir les intentions du roi, qui en voulait l'extension.

Mais d'autres temps, d'autres mœurs : or, en 1816, j'ai pu réunir sous ce même toit, qu'il m'avait fallu fuir, les maires, adjoints, boulangers et ménagères des communes environnantes, pour procéder à l'extraction des produits de la pomme-de-terre et à leur co-panification avec les farines de céréales altérées, que cette association devait améliorer. En effet, un pain d'orge est devenu pour tous un excellent pain : résultat que j'ai soumis au ministre et au sous-ministre de l'intérieur, qui ont favorisé la propagation de ces procédés, en ordonnant l'impression et la distribution des traités que j'ai rédigés à cet effet. Aussi, lors de mon départ de la campagne, y ayant laissé à la disposition des habitans, moulins et râpes, ce ne sont pas des malédictions qu'à mon retour, en 1817, j'avais à redouter; déjà l'économie leur avait révélé son secret. « En récoltant nos dix les? En effet, d'après les nouvelles appropriations auxquelles, en 1812, l'art, dont je me suis rendu l'organe, a soumis la pomme-de-terre, c'est le premier rang que je me suis cru autorisé à lui assigner parmi les bases alimentaires non panifiables et co-panifiables dont se nourrit l'espèce humaine ; et c'est à ce rang là que M. de Humbolt aurait élevé la pomme-

---

setiers de blé, me dit l'un d'eux, nous pouvons en vendre cinq, acquitter avec cela nos contributions, manger de meilleur pain, en introduisant les farines de pommes-de-terre, au lieu d'y introduire partie du son que nous réservons pour notre porc. »

Que les tartufes politiques cessent donc de plaider la cause de l'ignorance, dont ils osent vouloir encore épaissir les ténèbres, alors même que le souverain veut les dissiper, surtout quand il s'agit des premiers besoins physiques du peuple que l'économie sait ainsi satisfaire. Cinq setiers de blé sur dix, voilà les aumônes que répand, au milieu de la détresse, l'économie; tandis que la charité, impuissante à force de donner, en est réduite au « que Dieu vous assiste ! » comme si, dit un de nos philosophes, les dons de Dieu n'étaient pas dans la main des hommes riches, et qu'il y eût d'autres greniers sur la terre que les magasins du riche. Mais aujourd'hui, dans ce siècle, qui surpasse en lumières les siècles qui l'ont précédé, ce même philosophe aurait substitué aux magasins du riche ceux que tient ouverts la science économique ; car c'est l'économie qui s'est chargée, en fai de la subsistance, d'acquitter désormais la lettre de change de la Providence, et elle ne la laissera pas protester.

de-terre, de préférence au maïs, à la banane et au manioc, si alors ce savant eût connu les ressources infinies qu'offrent ces appropriations, et n'eût pas été induit en erreur quant à l'immense produit de ce tubercule.

Cérès fait quelquefois payer ses dons beaucoup trop cher aux peuples qu'elle affame, aux gouvernemens qu'elle alarme, aux sociétés qu'elle surcharge de contributions pour venir au secours des indigens; enfin, aux souverains sur lesquels le désespoir de la faim fait peser la responsabilité des famines, comme si la puissance des rois pouvait commander aux saisons, ou en réparer l'inclémence : mais désormais leur bienfaisance, que l'économie aura éclairée, saura en préserver les nations.

La pomme-de-terre, convertie en base alimentaire, peut seule prévenir ces fléaux, en opposant de nombreuses ressources aux famines réelles, ainsi qu'à ces famines factices, effet de la cupidité, qui enrichissent dix hommes pour en affamer dix millions. Que de larmes, que de crimes commis pour payer la fortune d'un individu! La pomme-de-terre peut prévenir ces crimes : les céréales offrant à la cupidité un attrait que ne lui offre pas les pommes-de-terre. Celles-ci augmentent de prix lorsqu'elles sont transportées loin du sol qui les a produites ; les autres, qui contiennent les trois quarts de leur poids d'eau de végétation, ne sauraient être transportées qu'à grands frais, qui ne seraient point couverts par leur produit respectif. D'où il résulte que la pomme-de-terre doit être consommée non loin du lieu où on la récolte, parce que, contenant les trois quarts de son poids d'eau de végétation, elle ne voyage pas sur terre et sur mer comme les céréales, et que, ces dernières augmentant de prix à chaque station, celui de la pomme-de-terre diminuerait nécessairement. Ainsi, ne pouvant point payer, comme les blés, les frais de route, il faut la consommer non loin du lieu qui l'a produite.

Cependant c'est de gélatine qu'il s'agit ; mais si la pomme-de-terre, comme première des bases alimentaires végétales, partage avec la gélatine, comme première des bases alimentaires animales, le rare avantage de remédier à ce déluge de misères humaines effet des famines, ne les séparons point.

Le charlatanisme renouvelle ses affiches et les placarde sur tous les murs ; l'économie en est réduite au même moyen, et elle profite de la circonstance du bouillon d'os pour reparler de la pomme-de-terre ; car voilà la double barrière à opposer aux famines, et même aux simples disettes.

Combien encore la disette actuelle eût-elle été allégée par l'heureux emploi de la substance osseuse des animaux! et combien elle peut l'être dans ses résultats! car n'a-t-on rien à redouter, pour la saison présente, du vice d'un régime nutritif qui s'est perpétué pendant dix mois? En outre les os sont une récolte que la consommation journalière de la viande, surtout dans les grandes villes, met chaque jour à la disposition de l'indigence.

Il y aura toujours, est-il dit dans le Deutéronome, ce premier des codes économiques et philanthropiques; *Il y aura toujours des pauvres dans le pays où vous habiterez*; c'est pourquoi je vous ordonne d'ouvrir votre main aux besoins de votre frère pauvre et sans secours qui demeure dans votre pays.

La charité hésiterait-elle encore de recevoir le bouillon d'os, ce don gratuit que l'économie offre à l'humanité souffrante? Et peut-on concevoir que des administrations aient arrêté en un jour cette source de l'aliment le plus essentiel et le plus réparateur! ce qui justifie les sociétés, si lentes à faire le bien, si promptes à le détruire. Mais la philanthropie dénonce les choses et non pas les individus ; au moins n'a-t-elle à accuser aucun souverain, car tous ont accueilli ce bienfait ; et ce sont aujourd'hui tous les membres de la famille royale qui, de concert, le propagent dans la capitale ; c'est dire qu'il ne tardera pas à l'être dans la France entière.

L'homme est omnivore. Le vœu de la nature n'est pas rempli, et l'instinct de l'estomac n'est pas satisfait, sans l'association à une base alimentaire végétale de deux cinquièmes environ d'une base alimentaire animale ; car l'*air*, l'*eau* et l*a gélatine*, voilà les premiers élémens de la vie pour l'espèce humaine, propositions sur lesquelles on ne peut pas trop insister. Qu'importe alors le parenchyme destiné à compléter la masse alimentaire ? Sans cette association, l'homme vit mal. C'est la plante qui, faute de l'engrais qu'elle exige, languit, dépérit, et ne reproduit que des résultats abâtardis.

Les nations diffèrent de langage, de gouvernement, de lois, de religions ; mais les hommes ont de commun le *vêtir*, le *boire* et le *manger*, sauf quelques modifications qui toutefois n'influent point sur les lois nutritives et digestives. Cette association des deux règnes une fois admise, justifie le proverbe anglais, qui dit qu'*une livre de viande nourrit plus que deux livres de pain*. Un proverbe languedocien dit aussi : *La car fai la car, la chair fait la chair*. Eh bien ! nous disons que le bouillon d'une livre d'os nourrit autant que celui de cinq livres de viande, parce que la gélatine obtenue des os est beaucoup plus riche en principes nutritifs que la viande elle-même, qui, privée de ses sucs par son ébullition dans l'eau, n'est plus qu'un parenchyme réduit au simple état de lest.

C'est donc de cette gélatine et de son bouillon qu'il s'agit de signaler les propriétés. Ce sera leur concilier les suffrages de l'humanité et de l'économie qu'ils n'avaient obtenus que bien partiellement en France, quoiqu'elle soit le berceau de cette découverte, et quoique, dans les circonstances actuelles, on leur doive des prodiges nutritifs dans l'Europe entière. *C'est la manne céleste dans le désert*; car la science a aussi ses miracles qui procèdent également d'en haut, parce que le sein de la Divinité est la source des lumières ; et sans cette *incrédulité hébraïque* qui, en France, a repoussé le bouillon d'os, sur lequel la légèreté française a épuisé ses traits, que de ressources contre la disette actuelle ! Un arpent en pommes-de-terre nourrit autant que six ou sept arpens de blé : une livre d'os, qu'on eût jetés, donne un bouillon égal en quantité et supérieur en qualité à celui de plusieurs livres de viande. En sorte que la population entière des villes et des campagnes aurait trouvé dans ces deux bases alimentaires le supplément et le complément de subsistance, ainsi que la charité une source ouverte pour secourir l'indigence. Mais, quand la légèreté et l'inconséquence ont égaré l'opinion, que de temps et de peine pour la ramener dans le chemin de la vérité !

Oui, la gélatine des os est aux substances alimentaires animales ce qu'est l'or aux autres métaux.

Mais qu'importait à l'humanité que la science eût signalé cette mine la plus riche en principes nutritifs, la plus appropriée à notre organisation, si l'économie ne s'était enfin chargée de l'exploiter de sa gangue osseuse au moyen d'un procédé simple ? C'est en France que le bouillon d'os a pris naissance : il a dû éprouver le sort de toutes les découvertes qui y naissent. Que n'ai-je publié mon traité de la gélatine comme une traduction de l'anglais ! Les journaux eussent célébré cette découverte insulaire, comme ils ont exalté celle attribuée à Rumfort, pour les soupes économiques que le français Helvétius avait annoncées il y a cent cinquante ans, et dont cet étranger est venu recueillir l'honneur. On craignait même de la discréditer, quand, président de la société philanthropique, je proposai d'en changer la dénomination.

Avouons cependant qu'à son début le bouillon d'os a reçu quelque accueil surtout dans les départemens, à Bruxelles, Strasbourg, Colmar, Brest, Anvers, enfin à l'école polytechnique, et à celle de Saint-Cyr; mais une masse d'indigens répandus sur le sol de la France en ont été privés.

Je viens d'établir les motifs qui, dans tous les temps et plus spécialement dans les circonstances actuelles, provoquent l'adoption du bouillon d'os comme moyen de subsistance. J'établirai aussi les propriétés qui le rendent préférable au bouillon de viande, pour tous les états de la vie; propriétés sanctionnées par le concours de la chimie, de l'hygiène, et enfin de la médecine clinique. Ces sciences ajoutent que la gélatine, comme contenant les principes de l'animalisation, est le moyen le plus efficace et même le seul capable de prévenir les maux qui résultent des vices du régime alimentaire du peuple, causes de la dégradation de l'espèce humaine; ces fièvres printanières et automnales dont la gélatine offre le spécifique, et dont elle serait le préservatif; vertu constatée par la médecine. C'est la gélatine encore qui eût prévenu le typhus contagieux, fléau qui, lors de la retraite de nos armées et de l'invasion des armées étrangères, a inondé l'Europe et immolé plus de victimes que la guerre même. Ce typhus n'a dû son existence qu'à la privation des premiers besoins de la vie, et surtout d'une base alimentaire animale, tout assimilée à notre économie; c'est ainsi que la peste est engendrée par la famine, et la famine par la guerre! Malheur donc aux potentats qui engendrent les guerres!!!

Quand la morale ainsi que les vérités physiques devraient se présenter aux hommes dans toute leur simplicité, et être réduites, l'une à des maximes consacrées par la philosophie et la religion, les antres, à des aphorismes consacrés par l'expérience, comment se fait-il qu'il faille de longs plaidoyers pour assurer leur triomphe?

J'en demande pardon à notre siècle; mais, quand enfin cette adoption sera devenue générale en France, combien nos neveux se croiront autorisés à accuser l'âge présent de la coupable indifférence qu'il aura mise à accueillir ce puissant auxiliaire de la subsistance publique ; et cela quand les nouveautés les plus futiles y sont toutes accueillies, par tous, avec un si vif empressement ! Quelque géomètre politique compulsera, à cette époque, les tables mortuaires de Paris et de Genève, en 1817, pour comparer ce que la première aura perdu, et ce que la seconde, qui a dû recourir au bouillon d'os, aura gagné sur sa population. Ce procès se trouve être nécessairement ajourné ; mais l'Europe en aura d'avance payé les frais.

---

§ I.

PRÉCIS HISTORIQUE

DE L'ADOPTION DU BOUILLON D'OS.

En traçant l'histoire de l'adoption du bouillon d'os, il faut gémir de voir la France privée d'un bienfait dont jouissent depuis long-temps les contrées de l'Europe ; ce qui ajoute au sentiment profond des misères qui ont récemment affligé les classes populeuses et indigentes, dont on aurait pu alléger le poids ici, comme dans les pays où la religion s'est unie avec la philanthropie sur l'institution du bouillon d'os, du moment où ce secours lui fut offert.

A Rome, le pape avait formé onze de ces établissemens; c'est de la bouche du saint père que j'ai recueilli ces détails, et de sa main que j'ai été béni à titre d'ami de l'humanité.

Le vénérable patriarche de Venise, qui avait coopéré à ces établissemens dans la capitale du monde chrétien, les multiplia également dans les états vénitiens.

A Vürtzbourg, après dix années consécutives de suppression des potages gras du matin prescrits par les antiques règlemens de cet hôpital, l'un des plus beaux monumens élévés à l'humanité souffrante, l'adoption du bouillon d'os y a restitué cette base alimentaire à laquelle participent cinq cents vieillards des deux sexes.

C'est ainsi que l'économie, en créant d'inépuisables ressources, vient au secours de la charité chrétienne, laquelle ne peut que répandre les dons qui sont mis à sa disposition. Or, dans cette circonstance, l'économie aura perpétué à jamais la substitution bienfaisante des ducs de Vürtzbourg.

Voici donc les princes de l'église qui se sont réunis d'opinion, de zèle et d'action pour propager ce mode secourable; tandis que, dans les rangs inférieurs de la hiérarchie chrétienne, parmi les ministres secondaires et immédiats de la charité, il s'était élevé la plus constante opposition contre ce nouveau secours public. Jetons un voile sur le passé, du moment où la volonté du Roi et la bienfaisance de son auguste famille ont assuré le triomphe de l'humanité.

Toutes les puissances ont acquis un droit égal à la reconnaissance des peuples, en s'abandonnant ainsi aux conseils de l'économie : les rois de Prusse, de Bavière de Suède, de Danemarck, en Russie l'impératrice douairière, etc.; ajoutons à ces autorités respectables l'autorité imposante des diverses académies de ces capitales.

Mais citons surtout S. A. I. et R. le prince Charles, qui a provoqué une suite d'expériences hygiéniques, à l'effet de constater ce que j'avais avancé des propriétés du bouillon d'os, expériences dont le résultat est de le placer au-dessus de celui de la viande; et c'est la plus forte improbation que, dans son rapport, le docteur Verring, conseiller impérial-royal, médecin en chef des armées, exprime contre tout médecin et administrateur qui, dépositaire infidèle, l'un de la santé des malades et l'autre des biens des hôpitaux, n'admettent pas de préférence le bouillon d'os.

Enfin c'est ce bouillon que, maîtresses de Vienne, nos troupes ont trouvé, ainsi qu'à Berlin, dans les hôpitaux civils et militaires de ces deux capitales, quand mon zèle échouait à l'introduire dans les administrations hospitalières en France.

Comment ne l'eût-il pas été à Vienne? En effet, aux approches de la guerre que l'Autriche déclara à la France, M. de Cobentzel, ambassadeur de cette puissance, me demanda, au nom de son gouvernement, les renseignemens ultérieurs que je pourrais lui procurer sur ce mode secourable qu'on voulait étendre à tous les hôpitaux de l'empire; démarche qui prouve le grand intérêt que ce gouvernement y attachait; je fis droit à cette demande, parce que la philanthropie, étrangère aux querelles des souverains, demeure fidèle au traité qu'elle fait avec l'humanité d'en soulager les misères. L'*action utile au genre humain*, dit un de nos philosophes, *est plus vertueuse que l'action utile à une seule nation.*

Déjà ce mode alimentaire s'était propagé à Gènes, à Naples, à Turin, enfin dans toute l'Italie et même en Espagne, où cet heureux emploi de la gélatine des os conserva la vie à une population près de succomber à la famine.

Quelle extension le bouillon ne vient-il pas de recevoir dans le surplus de l'Europe ! Reproduisons une partie de ce que les journaux ont récemment publié sur ce sujet.

A Genève, des boîtes, avec cette inscription, *boîtes aux os*, sont distribuées dans la ville pour recueillir ceux de la desserte des habitans, troncs beaucoup plus profitables à l'indigence que ceux de nos temples. Le denier de la veuve, tout méritoire qu'il soit, n'est toujours qu'un denier ; tandis que cette livre d'os qu'on eût jetée, et dont, dès lors, la valeur est moindre que celle de ce denier, donne 5 pintes ou 10 rations de bouillon, qui présente celui de cinq à six livres de viande.

Deux ateliers sont en pleine activité dans la ville, pour l'extraction de la partie nutritive des os : dans l'un, dirigé par des dames bienfaisantes, on obtient, par l'ébullition dans l'eau, un bouillon très-succulent qu'on épaissit en gelée ; devenu transportable, il procure un puissant auxiliaire aux secours que nos malheureux voisins de la Savoie reçoivent de Genève dans leur détresse : aussi ne rencontre-t-on pas à Genève un seul mendiant.

C'est ainsi que, si les grandes villes composent une famille trop nombreuse pour que les liens de la fraternité s'y resserrent, dans les cités moindres tous sont frères.

Cependant, que le regret de ne pas voir en France le bienfait du bouillon d'os s'être étendu autant que semblaient l'exiger les circonstances actuelles, ne nous rende point injustes.

A Moulins, le zèle d'un philanthrope, M. Bétin, en faisant recueillir les os de la viande consommée dans cette ville, pour les convertir en bouillon, *y alimente cinq cents individus de tout sexe* et de tout âge, dont la subsistance se complète au moyen de la graisse obtenue des os, et qui sert à préparer, pour le repas du soir, des légumes.

Voici donc une population de cinq cents individus soustraite à la faim, à la misère; enfin à la mendicité, d'où naît l'oisiveté, laquelle engendre, de son côté, tous les crimes! En sorte que l'économie publique et la politique contractent, ainsi que l'humanité, quelque reconnaissance envers cette nouvelle branche de l'économie alimentaire : NOUVELLE! quand, depuis quinze ans, elle aurait pu concourir si puissamment à diminuer les malheurs de deux disettes!

Cet article était rédigé, lorsque je reçois de Moulins les détails suivans :

Extrait du journal de Moulins.

Ce n'est point ici la correspondance particulière d'un philanthrope exagérant le bienfait dont l'humanité lui serait redevable, mais bien la notoriété d'une ville entière.

Avis. « (Nos lecteurs nous sauront gré de » leur mettre sous les yeux le résultat que » MM. Bétin et Chabot ont obtenu de l'insti- » tution du bouillon d'os, depuis sa création » jusqu'à ce jour.)

» (On sait que les bouillons de la gélatine » extraite des os, qu'ils distribuent journelle- » ment, valent les potages faits dans les cui- » sines les plus recherchées.) »

Voici donc l'aliment dont l'indigence jouit à Moulins! et pourquoi n'en jouirait-elle pas dans cent autres cités? Si la satisfaction des premiers besoins de la vie, dans laquelle consiste le bonheur du peuple, est le plus sûr moyen de lui inspirer l'amour de son pays et de son souverain, combien devient coupable l'indifférence des hommes auxquels est confié le pouvoir, quand le bien est si facile à opérer qu'il n'exige qu'un acte de volonté!

(Le 18 janvier, ce secours fut offert pour la première fois aux indigens, et la ration fixée à une demi-pinte. Le tableau suivant est le dépouillement du registre.)

Passons aux totaux.

Mois, sept et demi.

Nombre de jours, 225.

Rations, 60,400.

(En outre, avec la graisse obtenue du bouillon, il a été préparé et distribué cent doubles décalitres de haricots et trente tonneaux de pommes-de-terre, dont un tiers ont été le don de particuliers.)

(Tous frais compris, la dépense générale n'a été que de 1,800 fr.; ainsi chaque ration revient à trois centimes, y compris légumes, pommes de terre et haricots qui sont donnés par surcroît.)

Que là où un pareil exemple deviendrait nul, on n'y prononce plus le nom de bienfaisance ni de charité chrétienne! Mais augurons assez bien de notre âge, pour croire qu'il ya voir s'opérer généralement, dans le système alimentaire de l'indigence, cette heureuse révolution que, depuis vingt ans, je n'ai pas cessé de provoquer.

Lunéville, tout récemment encore, vient d'offrir des détails non moins intéressans sur l'adoption du bouillon faite par M. Thomas.

(J'ai exécuté les conseils d'un respectable ecclésiastique, M. Bomas, aumônier de S. A. le prince d'Hohenlohe, et j'ai fait faire du bouillon d'os.) En sorte que c'est un étranger qui aura introduit dans cette ville le bouillon d'os, devenu dès long-temps populaire en Allemagne. (Cet excellent bouillon devait rencontrer quelques préventions; mais il a été d'autant plus facile de les combattre que, très-bon au goût, l'usage a bientôt convaincu les consommateurs de *son heureuse influence sur la santé, qui s'est sensiblement améliorée*. Indépendamment de plus de cent quarante personnes nourries dans le dépôt de charité, on distribue aux pauvres de la ville près de quatre cents soupes par jour, et dont la base est le bouillon d'os, ce qui la rend plus nourrissante et beaucoup plus salutaire. L'intention du bureau est de faire un secours permanent de cette ressource, devenue si précieuse dans ces temps malheureux...)

S'il s'est trouvé à Ninive assez de justes pour prévenir les malheurs qui menaçaient cette ville, et éteindre les feux du ciel prêts à embraser cette ville, il se trouvera cent et cent justes dans chacune de nos cités pour prévenir également les malheurs physiques et moraux qu'engendre le feu dévorant de la faim.

Une dame de charité du 12me. arrondissement, du faubourg Saint-Marceau, frappée des avantages que ce nouveau genre de secours offre à l'indigent, a donné l'exemple de cette institution; trois jours ont suffi pour disposer l'appareil dans sa maison, rue des Gobelins, et réaliser le bienfait. C'est à la même marmite que, les jours de distribution, cette dame fait puiser le bouillon du potage qui va être servi sur sa table, et celui qu'elle-même sert aux femmes indigentes (1).

Les faits sont beaucoup plus imposans que des dissertations. Empruntons-en donc encore de nations étrangères; ce qui, en France, ajoute tant à leur autorité. D'ailleurs, comment y aurait-on accueilli des faits pris dans les bagnes de Brest et d'Anvers, qui ont été les premières exceptions à cette proscription du bouillon d'os?

(M. le baron d'Eichtal (*Bibliothèque britannique*, *rapport sur la préparation de la gélatine des os pratiquée à Munich*) expose les grands avantages qu'on trouve à remplacer les comestibles végétaux qui ont presque manqué cette année, par ceux qu'on pourrait

---

(1) Nous renvoyons à la fin de ce Traité les détails qui nous sont transmis sur l'institution du bouillon d'os à Châtillon sur Seine.

tirer du règne animal, en sachant les mettre à profit.)

Laissons de côté les calculs établis dans cet intéressant rapport, pour n'en prendre que ces résultats-ci.

Le quart des os de la viande qui se consomme à Munich peut suffire à la distribution d'une ration du bouillon le plus nutritif, faite, par jour, à près de trente mille individus; et la graisse obtenue de cette quantité d'os donne, dans l'année, cinq cent quatre-vingts quintaux de la plus excellente graisse qui, vendue, s'élèverait à 254,800 florins.

Insistons sur cette comparaison des produits en gélatine que donnent et la viande et les os. (D'après l'analyse qu'en ont faite les chimistes, et mes propres expériences, continue le rapporteur, la meilleure viande de bœuf ne contient, à peu près, que six pour cent de gélatine solide, qui est la véritable matière nutritive de la viande; le surplus se compose de soixante-quatorze livres pour cent d'eau, et de vingt pour cent de filamens secs; or, ce parenchyme, sec, épuisé de tout principe nutritif, n'est plus que du lest qui peut être remplacé de toute autre manière. Il a cessé d'être alimentaire.)

Or, si la meilleure viande est si peu riche,

combien doit être pauvre celle de qualité inférieure ! en sorte que c'est le simulacre d'un aliment qu'une demi-livre d'une pareille viande qu'on présente au convalescent.

Tandis que la substance osseuse, au lieu d'un sixième de gélatine, et moins encore dans les viandes inférieures, contient trente pour cent de cette même gélatine à l'état de siccité.

C'est une mine aussi riche que ne consentirait pas à exploiter l'économie publique, quand l'or dont on fouille les mines n'est autre chose que la représentation des besoins de la vie ! Oui, cette masse de substance osseuse, perdue dans les grandes villes, et pouvant procurer le premier aliment de la vie à la totalité des classes appelées à y participer, représente *le supplice de Tantale* près des eaux, dont il ne peut se désaltérer. En effet n'est-ce pas un fleuve de bouillon qui coule à Munich et à Genève ? sans compter que cette dernière ville offre de plus l'image d'une grande famille qui, après en avoir secouru la totalité de ses membres, sort de son enceinte pour aller porter les mêmes secours à ses voisins que le besoin consume.

Tels sont les détails précieux que fournit la *Bibliothéque britannique*.

Que l'indifférence cesse donc de s'étayer

des préventions populaires : elles ont cédé chez l'étranger; elles doivent céder partout en France, où le peuple lit et est plus éclairé que jadis. Les préjugés même se seraient tus lors de l'apparition du bouillon d'os, si les journaux eussent respecté, comme chose sacrée, ce mode nutritif; s'ils avaient établi que la substance osseuse offre dans sa gélatine un des élémens indispensables de la vie; c'était rallier l'opinion du peuple à ce proverbe populaire : *Les os font le bon bouillon.*

RAPPORT

Sur l'institution du bouillon d'os, par M. le maire du premier arrondissement, présenté au Roi, par délibération du bureau de charité. (Extrait du Moniteur.)

MESSIEURS,

Le premier arrondissement aura donc été le premier à jouir du bonheur de pouvoir désormais procurer aux classes indigentes le bouillon de gélatine, extraite de la substance osseuse, *le bouillon d'os*, cette base nourricière animale, à laquelle les sociétés savantes de l'Europe ont assigné le premier rang comme bouillon de la santé, mais plus spécialement de la maladie et de la convalescence, comme le plus fait enfin pour réparer, dans les temps de disette, le vice du régime nutritif des classes populeuses. Aussi toutes les puissances se sont-elles réunies sur l'adoption de ce bouillon dans leurs états, et il y a opéré une révolution dans le système alimentaire du peuple des villes, mais surtout des hôpitaux. Dans ceux de Vienne, de Berlin, à Rome, c'est avec le bouillon d'os que nos soldats ont été nourris.

Ainsi donc cette adoption était devenue presque générale, si l'on excepte la France. Cependant une disette, qui a indistinctement pesé sur tous les peuples, devait favoriser la propagation du bouillon d'os; aussi s'est-elle rapidement étendue, à cette époque calamiteuse, dans plusieurs villes étrangères, Munich, Genève, et dans plusieurs de nos cités, Moulins, Lunéville, etc. Le zèle de M. Cadet de Vaux, auquel on est redevable de ce bienfait, devait se ranimer au spectacle de la misère publique; ce zèle infatigable a trouvé sa récompense dans l'institution du bouillon d'os.

Il a été facile à cet ami de l'économie et de l'humanité souffrante auxquelles est consacrée sa longue carrière, de surmonter les obstacles qui s'opposaient depuis si long-temps à l'adoption du bouillon d'os ; il l'a pu, messieurs, en intéressant la bienfaisance de S. M. et de son auguste famille, dont le vœu s'est prononcé sur cette ressource si salutaire, et sur l'extension à y donner en faveur des classes nombreuses destinées à y participer.

Applaudissons-nous aujourd'hui, messieurs, des heureux résultats de cette institution, que vous avez vue se former dans cet asile, sans connaître encore l'ange tutélaire à qui le malheur en est redevable. La nature du bienfait vous en a toutefois dévoilé l'auteur ; et, si vous n'osez proclamer son nom, c'est que vous êtes arrêtés par le secret même de la bienfaisance, et le respect qu'inspire une auguste princesse. Jouissons du spectacle si touchant que nous offrent ces distributions. Cet empressement, ces acclamations dont nous avons été les témoins, et ces bénédictions que le pauvre donne à la famille royale, attestent et la bonté de l'aliment et la reconnaissance des indigens pour ce nouveau bienfait. Bientôt l'amélioration de la santé des individus qui participent à cette distribution attestera la propriété de ce bouillon.

Cependant on redoutait les préjugés du peuple : tel a été l'argument de l'indifférence, pour ne point accueillir cette précieuse ressource, comme si l'œil, l'odorat et le palais avaient des préjugés quand il s'agit du premier des alimens. Ce prétexte était devenu le motif de l'hésitation, et de ce long ajournement auquel S. M. vient de mettre un terme.

Délibération.

M. le maire entendu, MM. les administrateurs du bureau, ainsi que MM. les curés de l'arrondissement, les commissaires de charité, les médecins attachés au bureau, les dames et les sœurs de charité, convoqués pour assister à la distribution qui vient d'être faite du bouillon d'os, tous témoins de la bonté de ce bouillon, du nombre considérable de femmes, d'enfans, de vieillards, qui participent à ce bienfait de la sollicitude de S. M. et des princes, il est arrêté à l'unanimité qu'expédition de ce rapport et de la présente délibération sera présentée à S. M., à S. A. R. Madame la duchesse d'Angoulême, et aux princes de la famille royale, par M. le maire et M. Cadet de Vaux, à l'effet de se rendre les organes de la vive reconnaissance des classes indigentes, ainsi que de celle de MM. les administrateurs du bureau de charité, pour le bonheur qu'ils éprouvent à devenir les dispensateurs de la bienfaisance de S. M.

Signatures.

Le Cordier, Maire, Président. Paulmier, Adjoint au Maire. Gueudeville, Curé de Saint-Louis d'Antin; Bertheraud de Longprez, Curé de Saint-Pierre de Chaillot, Administrateurs. Couguet du Boisset, Curé de Saint-Philippe du Roule, Administrateur. Musnier de l'Hérable, Administrateur, et Procureur général du conseil de Monsieur. Thory, Suppléant du Juge de Paix, Administrateur. Delamarre, Villot, Portier, Jacob, Maurey, Administrateurs. Lemaitre, Notaire, Commissaire du Bureau. Roy, Propriétaire et Commissaire. Renard, Major de cavalerie, Commissaire. Hermelou, Propriétaire, Commissaire. Servat, Renard, Leblond, Biennait, Thiboust, Vollet, Landy, Commissaires. Billioux, Commissaire de charité. De la Roche, ancien Garde des Archives du feu Roi Louis XVI, Commissaire aujourd'hui, après 27 ans de fonctions et 43 ans de services publics. Auvity, Médecin du Roi, de S. A. R. Monsieur, et du Bureau de charite du premier arrondissement. Picher-Grandchamp, Gradué, ancien Chirurgien en chef de la Charité de Lyon, membre de la Société de Médecine de Paris, et Médecin des pauvres du premier arrondissement. Duval, Médecin de charité. Boisserie-Lasserve, Docteur Médecin. Cannet, Leblanc, Daubimont, Médecins. Veuve De Pierre Levée, E. Homberg Tochon, Jobey, Sophie Pasquier, de Saint-Romain, baronne Pasquier, Dames de charité du premier arrondissement. Sœur Catherine Richoux, Fille de la Charité, Supérieure. J. Marcel, Agent comptable.

Nous allons présenter quelques observations relatives à l'institution du bouillon d'os, objet du rapport et de la délibération :

« M. Cadet de Vaux jouissait de la douce satisfaction d'avoir vu généralement adopter par tous les souverains ce mode alimentaire si secourable pour l'indigence. Mais, en France, ce bienfait semblait attendre, pour y être admis, le retour du Roi et de son auguste famille, dont une bienfaisance sans bornes soulageant tant de malheureux, à cette époque désastreuse, a accueilli avec empressement cette source nouvelle de secours publics.

» Convaincu de ce que peut l'exemple des rois dignes du titre de *Père du peuple*, M. Cadet de Vaux conçut l'idée d'adresser directement à S. M. des observations sur le bouillon d'os, dont l'adoption était devenue générale en Europe ; il obtint la faveur d'une audience particulière du Roi. Plaider à cet auguste tribunal les causes de l'économie, et surtout de l'humanité souffrante, c'était en assurer le triomphe ; aussi, S. M. et la famille royale se sont-ils concertés pour réaliser le vœu de la philanthropie, et faire jouir l'indigence de ce bienfait, en donnant à l'institution toute l'extension désirable.

» Les noms respectables dont est souscrite

la délibération jointe au rapport, auraient écarté tout préjugé, s'il en eût existé ; mais le peuple sait que *les os font le bon bouillon* ; et ces noms devenaient une nouvelle autorité. Ce sont des dames recommandables par cette charité active, vertu de tous les jours et de tous les momens, des pasteurs honorés de leurs troupeaux, les sœurs de la Charité, les membres des bureaux de charité, respectables dispensateurs des secours publics ; enfin, ce sont des médecins, qui, à ce titre, ne pouvaient que partager l'opinion des sociétés savantes de l'Europe sur les propriétés hygiéniques de ce bouillon.

» C'est en présence de cette assemblée que s'est faite une des distributions, assemblée que rendait plus imposante la présence de M. le duc d'Aumont, qui avait reçu du Roi l'ordre de s'y transporter. M. le duc aura pu rendre compte à S. M. du spectacle attendrissant qu'offrait cette distribution, où tous devenus hospitaliers et hospitalières, prenaient et distribuaient à cette foule d'indigens, de mères, d'enfans, de vieillards, un bouillon reçu avec les expressions d'une vive reconnaissance, de bien sincères acclamations, et des bénédictions qu'ils adressaient au Ciel pour cette nouvelle source alimentaire que la famille royale ouvre à l'indigence et à la maladie.

» La présentation du rapport faite au Roi a offert des détails qui prouvent l'intérêt que S. M. et son auguste famille mettent à la propagation de ce mode si salutaire, en contribuant aux frais des premiers établissemens qui vont successivement se former dans les municipalités; en sorte que, de la capitale, l'institution s'étendra rapidement dans toute la France, dont plusieurs villes cependant, Moulins, Lunéville, etc., ont déjà pris l'initiative; car le bouillon d'os n'est pas borné à un secours momentané, il est destiné à devenir permanent, parce que, dans tous les temps, il y aura plus ou moins d'indigens malades à domicile, de mères nourrices, d'enfans en sevrage, et de vieillards valétudinaires, toutes classes auxquelles est spécialement destiné le bouillon d'os. Aussi, dans cette présentation, M. le maire a-t-il reçu des félicitations pour le zèle qu'il met à consolider cette institution, et M. Cadet de Vaux a obtenu la plus douce récompense que puisse désirer un ami de l'humanité, dans les témoignages de bienveillance dont le Roi, S. A. R. Madame et les princes ont daigné l'honorer. S. M., en recevant le rapport, a dit à M. Cadet de Vaux, avec cette bonté qui ajoute tant de prix aux paroles du Roi : *Je jouis du succès de cette institution, et c'est à vous, monsieur, que l'humanité en sera redevable.* Ainsi le temps est revenu où les sciences utiles et les vues de bien public rendent faciles l'accès du trône. »

Oui l'indigence, naturellement exigeante et ingrate, aujourd'hui est étonnée et reconnaissante de la bienfaisance du souverain, de son auguste famille, de celle des grands, des riches, des corporations, enfin des événemens qui n'ont plus formé qu'une famille. Ayons à la bouche le mot *charité*; car elle a beaucoup fait, et sa source mérite nos hommages : mais qu'on sache respecter aussi ces mots d'*humanité* et de *philanthropie* qui embrassent une plus grande circonférence, et dont quelques oreilles sont choquées.

Mais ce qui surtout a dû décider la question sur ce prétendu préjugé des classes populeuses, c'est la distribution du bouillon d'os qui fait l'objet du rapport et de la délibération faisant suite à ce chapitre; à cette distribution l'indigent a vu, pour la première fois, les classes de la société, dont il est séparé par d'aussi grandes distances, s'associer à l'aliment que la philanthropie lui présentait, et non le déguster du bout des lèvres; mais boire franchement de ce bouillon d'os, du même qui a été présenté sur la table du roi; et ce bienfait, dont l'humanité va être redevable à la sollicitude du souverain, est reçu par le peuple avec une vraie reconnaissance.

---

§ II.

DE LA SUBSTANCE DES OS.

Tout os est composé d'une terre, de gélatine et de graisse, cimentées par la nature pour former la charpente des animaux. Passons sur l'analyse plus étendue qu'en donnerait la chimie : l'économie écarte le luxe de la science.

L'os, divisé, abandonne à l'eau sa gélatine à l'aide d'une douce ébullition; voilà ce qui constitue son bouillon.

Il abandonne également sa graisse.

Quant au résidu de la substance osseuse, l'économie saura encore en tirer parti, parce que la chimie poursuit la décomposition des corps naturels jusqu'à leurs derniers élémens qu'elle sait approprier aux besoins de l'homme.

COMPARAISON

DU BOUILLON D'OS ET DU BOUILLON DE VIANDE.

COMMENÇONS par fixer l'opinion sur le bouillon d'os ; et, pour le bien juger, comparons-le avec celui de viande, comparaison dont le résultat va être tout à l'avantage du bouillon d'os.

Du bouillon de viande.

UNE bonne viande et *un pot au feu bien conduit* donnent un bouillon savoureux et alimentaire ; mais il y existe un acide libre, sensible aux réactifs, et qui va devenir le levain de sa prompte décomposition : aussi ce principe se prononce déjà plus sensiblement dans le bouillon du matin que, le soir, on a fait réchauffer ; aussi passe-t-il rapidement à l'aigre par une saison chaude ; et, si le temps est orageux, ce bouillon ne se conserve pas du jour au lendemain ; enfin un coup de tonnerre le fait tourner dans le jour même, au point d'être impotable.

Il en est ainsi de ces gelées de viandes si coûteuses, et qui, préparées à l'avance, se fondent en eau, dans les mêmes circonstances, lorsque notre gélée d'os se conserve si long-temps et coûte si peu.

Ces observations expliquent comment beaucoup de personnes en santé, et aimant par goût le bouillon, sont forcées de s'en priver, parce que, chaud, l'estomac le supporte difficilement; si, froid, il passe un peu mieux, cette modification ne l'absout pas de reproche.

Cette inculpation faite au bouillon de viande est très-ancienne; elle date du temps des Grecs et des Romains, chez lesquels l'hygiène et même la médecine faisaient partie de l'éducation. Dans Cicéron, dans Celse, on trouve le procès du bouillon de viande comme *fatiguant l'estomac*, et chacune de ces langues a son mot accusateur Κακος μαχος *stomacho laborans*.

Ne soyons donc point étonnés de l'interdiction de ce bouillon que, de tout temps, la médecine a prononcée principalement dans les maladies occasionées par le désordre des premières voies. Et qu'y substitue-t-on pour les forces épuisées, soutenir le malade et retenir, pendant quelques instans encore, la vie fugitive? ce sont des gelées, c'est notre gélatine qui en alimentent le dernier brandon.

Il en est de même dans nombre de convalescences, où le malade se fatigue de bouillon de viande; où c'est encore le médecin qui l'interdit pour donner tout autre aliment plus approprié à la digestion; et il n'en est pas qui le soit plus que la gélatine.

De la gelée d'os.

Mais c'est de pieds de veau ou de cornes de cerf qu'on extrait ces gelées, et leur prix, d'au moins cent centimes la livre, doit nécessairement les exclure du régime de l'indigence et de l'économie hospitalière; parce qu'enfin ce n'est pas un de ces remèdes héroïques qui sauvent la vie, mais un faible étai des derniers momens d'une existence dont le malheureux a déjà fait, il est vrai, le sacrifice : toutefois la gélée d'os, encore plus appropriée à l'économie animale, peut être introduite dans les hôpitaux, et concourir à la santé du convalescent, parce qu'enfin c'est à peu près dix centimes, au lieu de cent, que coûte notre gelée.

Du bouillon d'os.

Les *os font le bon bouillon*, proverbe de tous les pays; aussi, surtout dans les campagnes, les ménagères s'empruntent-elles les gros os de viande rôtie, sous le nom de *savouret de ma commère*.

Cependant l'os entier, tout en ne donnant

à chacune de ces ébullitions d'un jour qu'un trentième de sa gélatine, a déjà sensiblement amélioré le bouillon : quelle ne sera donc pas cette amélioration, quand l'os divisé pourra en abandonner le surplus ?

Il faut avant tout, avons-nous dit, de bonne viande pour faire du bon bouillon, parce qu'en effet il y a une grande différence de viande à viande; quand elle est peu sensible d'os à os qui ne diffèrent que par plus ou moins de gélatine et de disposition du bouillon à se convertir en gelée; état qu'il prend assez communément par le simple refroidissement. Notre bouillon sera donc constamment le même, savoir, une dissolution de gélatine; et les réactifs n'y décèleront point la présence de cet acide qui se manifeste dans le bouillon de viande pour le dénaturer; enfin il est susceptible de se conserver plusieurs jours de suite sans altération vu son homogénéité. Quant à sa gelée, elle se conserve des mois entiers, et un singulier hasard a prouvé qu'elle se conserverait au-delà d'une année.

Voici le fait : Un officier, M. Galichet, frappé des avantages de ce mode alimentaire pour le soldat, l'introduisit dans la garnison de la ville de Liége, ainsi que l'introduisait d'un autre côté, dans la garnison de Toulouse, le préfet de ce département. Mais, à cette époque, la France avait à peine entrevu la paix, que la guerre se rallume. La garnison de Liége part; arrivés à Hanovre, les officiers y déposent leurs effets : M. Galichet oublie qu'il laisse dans sa malle UN POT *de gelée d'os*. Après une campagne de dix-huit mois, M. Galichet, retrouvant cette gelée, suppose qu'elle est devenue la pâture des vers, et que ses vêtemens en auront été par suite dévorés. On ouvre le pot; la gelée était telle qu'elle fut déposée dix-huit mois plus tôt, et excellente.

J'avais, dans mon *Mémoire sur la gélatine des os*, *ouvert un compte* à toutes les branches de l'économie alimentaire, et conséquemment à celle du soldat; aussi est-ce un exemple utile qu'ont pu porter dans nos camps les militaires qui, ayant joui de ce bienfait dans leur garnison, savaient qu'il doublait l'aliment. En Espagne, une pierre creusée servait de mortier pour la division des os. Combien les conseils de l'économie eussent sauvé d'hommes dans les camps, les marches, les hôpitaux et sur les champs même de bataille!!!

La conséquence à tirer de cette comparaison des deux bouillons est que celui de viande n'est point même, à rigoureusement parler, le bouillon de la santé, s'il n'est associé à d'autres alimens ; qu'il n'est pas, à coup sûr, le bouillon de la maladie, puisque souvent il l'aggrave : comment, d'après cela, pourrait-il être celui de la convalescence ? Dès lors nous avons été autorisés à avancer qu'il ne soutenait pas la comparaison avec celui d'os, qui convient indistinctement à la santé, à l'enfance, à la vieillesse, aux constitutions faibles, enfin aux estomacs délicats, comme étant la gélatine pure, et que la digestion assimile sans effort à l'économie animale, qui est toute gélatine. Il n'y a qu'une vieille sevreuse d'enfans qui puisse ne pas partager cette opinion ; ainsi que la nourrice à laquelle on paye, par mois, tant de pots au feu qu'elle met ou ne met pas.

Car, que d'obstacles a dû rencontrer jusqu'à présent le bouillon d'os ! cette habitude d'estime pour celui de viande ; cette manie du *temps passé*, pour laquelle il n'y a ni présent ni avenir qui puisse lui être préféré ; cet âge avancé qui se refuse aux vérités les plus palpables, comme si les cases du cerveau, alors oblitérées, ne pouvaient plus admettre même l'évidence ; cette sagesse enfin qui, chez beaucoup d'honnêtes gens, met en avant *le doute* comme le premier de ses attributs ; mais, commencement de la sagesse, ce doute ne peut point en être la continuité, et il ne doit pas regarder la réforme des abus comme un nouvel abus.

C'est donc ainsi que les vérités les plus importantes en physique, en morale, en politique, marchent à pas lents malgré leur évidence! Toutefois la raison finit par avoir raison, et les sociétés aussi finissent par se ressouvenir des classes du peuple, après le long oubli qu'elles en ont fait depuis leur organisation; ce moment est arrivé pour le bouillon d'os. Quoi de plus imposant, en effet, que ce consentement unanime de l'Europe, cette adoption que, d'après l'autorité des corps savans, les Souverains en ont faite; enfin sa propagation qui, aujourd'hui, devient le bienfait de Sa Majesté et de la Famille Royale!

§ III.

INSTRUCTION POPULAIRE.

DES APPAREILS.

De la division des os.

Papin a, le premier, conçu l'idée d'extraire la gélatine des os pour en obtenir un principe éminemment alimentaire. Si, dans ses recherches, la science procédait par les voies les plus simples, et que l'imagination ne prît pas constamment l'initiative sur l'observation, le chien broyant l'os et le préférant à tout autre aliment, eût révélé le secret de la division mécanique de la substance osseuse, pour en obtenir la gélatine et le double secret de sa propriété nutritive.

C'est donc ainsi que la nécessité de satisfaire au besoin le plus impérieux, le *primò vivere*, met l'animal même au-dessus de l'homme civilisé : il en est de la raison du sauvage comme de l'instinct des animaux, puisque des hordes de barbares, fait cité par Pallas dans un de ses Voyages, réservent pour la saison où ils ne peuvent plus chasser, les os des animaux dont ils se sont précédemment nourris, pour, de ces os, en faire du bouillon plus nutritif que ne l'était la chair même qui les enveloppait ; ce qui prouve que, dans sa sagesse, l'auteur de la nature a voulu que l'homme vivant en société eût recours à l'instruction pour reprendre sa dignité et son rang parmi les êtres créés.

Mais n'ayant pas su profiter de la leçon du chien, Papin a imaginé son digesteur. Plus la complication de cet appareil présentait d'obstacles et même de danger, plus le désir d'extraire cette gélatine s'en irritait : en sorte que les physiciens n'ont cessé, pendant plus d'un siècle, de tourmenter le digesteur sans obtenir de ce volcan hydraulique un bouillon potable ; et, du moment où l'on a pu jouir de ce bienfait, le désir semble s'en être éteint !

Quand, en France, la mécanique s'est livrée à la perfection des machines que l'industrie emploie pour filage et tissus, elle ne s'est point occupée de la machine si simple que l'économie demande pour une manutention en grand. C'est ainsi que l'intérêt particulier peut tout vouloir et tout obtenir, quand l'intérêt public, n'étant celui de personne, sollicite en vain.

Du digesteur perfectionné.

Cependant ce digesteur a fini par être perfectionné, et l'économie en grand l'emploie aujourd'hui avec succès pour la confection du bouillon d'os, à Munich, Stockholm, sans division préalable de la substance osseuse.

C'est une chaudière ayant deux ouvertures; l'une, supérieure, destinée à introduire os et liquide; l'autre, inférieure, pour l'écoulement : sur le fond repose une grille assez élevée pour maintenir les os exposés à sec à l'action de la vapeur de l'eau qui occupe le fond. Enfin une soupape de sûreté, qui s'ouvre par l'effort de la vapeur, prévient les accidens qui pourraient résulter d'une trop forte condensation. Le succès a couronné les expériences dont voici le résultat : deux cent douze livres d'os de la desserte des cuisines, ayant été préalablement bouillis ou rôtis, et soumis à l'action de la vapeur sans être divisés, fournissent dix-huit pour cent de gélatine sèche, et quatre à cinq pour cent de graisse.

L'extension que le bouillon d'os ne tardera pas à recevoir dans la capitale et dans la France, y introduira sans doute l'appareil de ce digesteur.

Mais, en attendant, il nous faut recourir à la division mécanique, et ce moyen sera constamment celui de l'économie domestique qui n'a que trois ou quatre livres d'os à briser dans le cours d'une semaine.

Appareil pour l'économie domestique.

Combien peu de substances s'emploient dans l'état où la nature les offre, et que de moyens auxquels on a recours dans l'économie alimentaire pour opérer leur division ! Couperet, hachoir, billot, mortier, moulin; et si, dès l'origine on a pu parvenir à pulvériser les os dans un mortier concave avec un pilon convexe, à combien plus forte raison en obtiendra-t-on la division par le moyen du petit appareil que peut se procurer l'économie.

Quatre coups de couperet séparent le plus gros os; et ainsi éclaté il cède facilement à une plus exacte division.

Notre appareil consiste donc en un billot de bois, sur lequel est assujetti, avec quatre vis à écrou, un tas de fonte dure, crénelé et destiné à recevoir l'os qui se brise au moyen d'une batte également de fonte et crénelée.

Voici le procédé employé à Genève : (Il consiste à casser les os au marteau ou sous un mouton, sur un gros billot de bois creusé en gouttière, de manière que l'os porte à faux : on les réduit ainsi en fragmens de trois à quatre pouces de longueur.)

Cette division peut suffire, surtout dans une manufacture en grand, où les os sont soumis à plusieurs ébullitions successives dans de nouvelles quantités d'eau.

Mais dans la petite économie domestique, il importe de passer au mortier les fragmens les plus volumineux pour les réduire à la grosseur à peu près d'une fève.

Toujours est-il que, dans une journée, on peut amener cent cinquante livres d'os à cette division plus exacte; et dans les petits ménages un demi-quart d'heure suffit pour diviser les deux livres d'os dont on doit obtenir au moins huit pintes d'un excellent bouillon : on est plus de temps que cela à aller chercher sa viande à la boucherie.

De la différence des os.

Les os diffèrent dans le même animal, avons-nous déjà dit, par le plus ou le moins de gélatine, ainsi que de disposition à prendre l'état de gelée, selon que l'animal est ou jeune ou vieux.

Mais établissons les produits en bouillon sur ce terme commun. La livre d'os répond à quatre ou cinq livres de viande, c'est-à-dire que, de ces quantités respectives, on obtient autant de pintes de bouillon.

Les relations généralement admises sont une livre de viande pour deux bons bouillons de demi-setiers, *huit onces*, en sorte que la livre de viande donne une livre de bon bouillon : mais dans les hôpitaux ce sera trois et même quatre bouillons qu'on aura obtenus de cette même livre de viande. Or cela constitue un bouillon bien léger, qui ne peut pas être celui de la convalescence. En supposant que du bouillon de viande pût être de préférence celui de la maladie, combien ce dernier bouillon s'aigrit facilement ! et, quant à la viande ainsi noyée dans l'eau, fatiguée par une forte ébullition qui détruit une portion de sa gélatine, elle a perdu toute saveur et est absolument réduite à l'état de fibre animale : quel mets offert à la convalescence qu'un pareil bouilli ! mais nous reviendrons sur ce sujet.

De la marmite.

Dans l'économie en grand les marmites seront ce qu'elles sont, en fonte ou cuivre étamé.

Le fourneau sera le plus économique ; et la physique ne laisse plus rien à désirer sur cet objet de pyrotechnie.

Du diaphragme à os.

Donnons aux choses leur véritable acception; le nom de diaphragme à os désigne une cloison, un cercle intérieur destiné à contenir ou séparer un objet. Notre diaphragme est donc un cercle en fer-blanc, tôle, et de préférence en cuivre étamé, percé de trous dans son pourtour, comme le sont, dans la laiterie, les vases de terre à égoutter le fromage. Son fond est plein; il a une anse. Destiné à recevoir les os divisés, et à les tenir suspendus au milieu de l'eau qui les abreuve, ce diaphragme a trois petits pieds qui l'isolent du fond de la marmite.

Il n'y a pas de ville, de bourg où ces appareils ne puissent se construire.

Du diaphragme à légumes.

Isolons également les légumes; alors ils ne se confondent point avec la substance osseuse; ils conservent leur forme, au lieu de se déchiqueter dans le bouillon; enfin ils ne sont contaminés ni d'écume coagulée, ni d'effondrilles, tous inconvéniens qui nécessitent de passer le bouillon de viande au tamis ou à l'étamine; ce que n'exigera pas le bouillon qui, les diaphragmes enlevés, reste clair.

Ce diaphragme à légumes entre d'un tiers dans celui à os; trois petits ressauts qui le supportent servent à l'isoler; il consiste tout simplement en une plaque de cuivre étamé, percée de trous; une anse sert à le poser et à l'enlever.

§ IV.

CONFECTION DU BOUILLON D'OS.

Procédons à la confection du bouillon d'os. Le procédé est le même pour l'économie en grand et l'économie privée.

Les os de bœuf, veau, mouton, ceux du même animal surtout, s'il est jeune ou vieux, forment autant de différence dans les produits gélatineux ; mais définitivement ce sont les os en masse de la viande consommée qu'on emploie.

Déterminons donc les proportions relatives d'os et d'eau ; nous les fixons à *une livre d'os*, ayant préalablement bouilli avec les viandes dont ils faisaient partie, et à la quantité d'eau suffisante pour quatre pintes de bouillon.

Disons cependant que la livre d'os peut représenter le bouillon de six à sept livres de viande, s'ils sont soumis à plusieurs ébullitions successives dans de nouvelles quantités d'eau, ce qui a lieu dans les hôpitaux militaires d'Allemagne, où ce bouillon est constamment celui de la maladie et de la convalescence ; c'est ainsi qu'il résulte des belles expériences faites à Vienne, par ordre de S. A. I. et R. le prince Charles, que la livre d'os représente sept livres de viande; et il résulte d'expériences récemment faites à Genève : « Qu'une livre d'os peut fournir, par quatre » ébullitions successives de trois à quatre » heures chacune, quatre livres de gelée, » contenant autant de matière nutritive qu'un » bouillon ordinaire fait avec six livres de » viande.

» Si le bouillon d'os est destiné aux ma- » lades, il doit être moins rapproché que ce- » lui qu'on vient d'indiquer; une livre d'os » doit, dans ce cas, fournir, par les quatre » ébullitions, de dix-huit à vingt livres de » bouillon. »

Or, dix-huit à vingt livres de bouillon font trente-six ou quarante rations de demi-livre ou demi-setier; ce qui suffit à la ration de huit malades par jour. Eh! y aurait-il désormais des indigens malades à domicile qui ne reçussent point de la bienfaisance publique un pareil secours? Ces produits en gélatine, que j'avais annoncés dans mon traité comme les ayant obtenus, à l'hôpital du Val-de-Grâce, et depuis à l'Hôtel-Dieu de Paris, deviendront plus imposans aujourd'hui que les voilà signalés par les savans de Genève, Munich, Vienne et Copenhague; puisqu'en fait de science, c'est de l'étranger que le Français consent à recevoir la loi qu'il a si souvent le droit de donner.

La quantité d'eau étant déterminée, on y plonge le diaphragme contenant les os; on sale; au moment de l'ébullition on écume; après quoi on pose le diaphragme aux légumes, et, après une douce ébullition d'environ six heures, le bouillon est fait.

A-t-on pénurie d'os, c'est le cas de verser sur les os restant moitié de la quantité d'eau première pour en obtenir un second bouillon, qu'on réunira à l'autre; il ne demande qu'à être salé; mais alors la première ébullition sera de trois à quatre heures, ainsi que la seconde.

Enfin on peut réitérer au besoin une troisième et quatrième ébullitions dans de moindres quantités d'eau, pour, de ces quatre bouillons n'en faire qu'un, ou les tenir séparés pour bouillon de la maladie, de la convalescence et des servans de l'hospice qui sont à l'état de santé.

Admettons une marmite pour deux cents pintes de bouillon; la quantité d'os sera de cinquante livres, et celle d'eau de deux cents pintes, et dix en sus pour l'évaporation.

Des légumes.

Le bouillon d'os exige plus de légumes que celui de viande, surtout dans les trois mois du printemps où ils sont moins succulens et déjà fibreux : ces légumes seront ceux qu'offre la saison.

Observons, à ce sujet, que si, dans les trois derniers mois de l'année où les légumes jouissent de toutes leurs qualités et sont à bas prix, on les soumettait à la dessiccation, on en ferait un utile approvisionnement pour le surplus du temps : cela se pratique en économie domestique, et à plus forte raison l'économie en grand doit-elle recourir à ce moyen?

En laissant le choix des légumes, nous en excluons le chou pour le bouillon de la maladie et de la convalescence, mais surtout pour celui qui est destiné aux mères-nourrices, les choux, comme donnant assez ordinairement des tranchées à l'enfant.

De la préparation des légumes.

C'est par la cuisson des légumes à feu nu, à la chaleur sèche d'un four ou de la cendre rouge, qu'on en développe, ou plutôt que s'y forme le principe sucré qui ajoute si éminemment à leur saveur : tels le navet, l'ognon, la carotte, la betterave; cuits à l'eau ils ont peu de saveur, quand ils en acquièrent une si sucrée au moyen de cette cuisson : ne les employons donc qu'ainsi cuits; ce qui alors peut en économiser un tiers.

Du diaphragme aux légumes.

Les légumes nettoyés et coupés en long se placent sur leur diaphragme.

De l'assaisonnement.

Les bases alimentaires sont peu sapides; la nature en a ordonné ainsi pour l'espèce humaine ; c'est cet instinct qui a fixé le choix de l'homme, dans les substances végétales sur les farineux, et dans les substances animales sur leur chair; en sorte qu'on ne se nourrirait pas habituellement de viandes trop savoureuses. *Toujours perdrix*, *toujours perdrix*, en fait perdre le goût.

Mais aussi la nature a-t-elle donné à l'homme un appétit prononcé pour les assaisonnemens ; ils sont connus des peuples sauvages ; en sorte que la fadeur et l'insipidité de ces colles végétales et animales, qui forment ces bases alimentaires, sont masquées et relevées par autant de saveurs qu'on obtient des assaisonnemens.

Ces assaisonnemens sont le sel, la matière sucrée, les végétaux succulens ; et les premiers de tous sont la cuisson ainsi qne la torréfaction.

Le froment, ainsi que la farine, serait le dernier et le moins salubre des alimens, mangé en nature ; la fermentation de la masse panaire et sa cuisson en deviennent un véritable assaisonnement, et en font une des premières bases alimentaires.

De même un bouillon de viande sans assaisonnement serait dégoûtant à boire ; il en est ainsi du bouillon d'os qui, refroidi, est la gélatine pure, et conséquemment aussi insipide qu'elle est alimentaire ; en sorte qu'avec ces deux colles, l'une végétale, la farine, et l'autre animale, la gélatine, on ne mourrait pas de faim, mais on vivrait de dégoûts ; et un dégoût du palais n'est souvent que celui de l'estomac, qui repousse également l'insipidité de la substance alimentaire. C'est ainsi que le sel, en ajoutant à la saveur, favorise la digestion ; et combien les animaux ne l'appètent-ils pas !

Toutefois ne cherchons pas dans les épices, autres que le girofle, un surcroît d'assaisonnement ; car, si notre bouillon est celui de la santé, il est aussi celui de l'enfance, de la maladie et de la convalescence. Bornons-nous donc au sel, aux racines et aux plantes potagères sucrées ou parfumées, céleri, ognons; enfin à de l'ail qu'on écrase avec le sel. Un proverbe populaire dit que la gousse d'ail vaut une livre de viande; au moins ajoute-t-il à la saveur et au corps de bouillon, tout en perdant son odeur forte par l'ébullition. Veut-on du girofle? c'est également écrasé avec une pincée de sel ou de sucre; une tête ainsi pulvérisée vaudra plus que six entières; enfin c'est au moment de retirer le pot qu'on doit ajouter ce dernier arome.

Maintenant complétons notre assaisonnement, et dans l'économie domestique traitons notre bouillon comme celui de viande qui, dans les meilleures cuisines, étant constamment mal conduit, ou dans lequel on puise à tout moment pour mouiller les ragoûts, ne serait pas présentable sans les jus, coulis, purées, braisé, et le caramel qu'on y ajoute.

Quant à l'économie en grand, ne traitons également pas notre bouillon plus sévèrement que celui de viande des hôpitaux qui, en raison de la longue et forte ébullition qu'il éprouve, dissipe l'arome particulier à la viande, et auquel on ajoute un *braisé* et du *caramel*.

Il importe en effet d'améliorer tout bouillon, comme étant le principal aliment de la convalescence, laquelle a tant de dégoûts à vaincre.

Dans cet état les sens sont émoussés au point de ne plus recouvrer que lentement les odeurs et les saveurs ; même les goûts factices beaucoup plus impérieux, tels ceux du vin, du café, du tabac, sont sans nulle appétence.

Combien on a publié d'ouvrages sur l'art de la cuisine ! qu'on pardonne à l'économie de s'occuper de la cuisine des malades qui ne demandent qu'un bouillon nutritif qui ne répugne pas au goût. Or celui que nous lui présentons est savoureux : améliorons donc notre bouillon.

Du braisé des viandes.

Dans les hôpitaux, disons-nous, on ajoute au bouillon un braisé de viande pour lui restituer une portion de l'arome évaporé.

Cependant dans notre économie en grand n'ajoutons pas de braisé à notre bouillon, parce qu'il peut se passer de cet accessoire, et que ce serait une sorte de transaction qui lui profiterait peu ; enfin supprimons une dépense qui compromettrait sa prétention fondée sur la plus grande économie pécuniaire.

Du caramel.

On caramelle aussi le bouillon des hôpitaux, et nous caramellerons également le nôtre, ce qui lui tiendra lieu de braisé ; ce caramel sera, par deux cents pintes de bouillon, huit onces d'une mélasse de sucre qui n'est pas un caramel tout fait, et que dès lors on caramellera.

Quand l'avarice ne doit calculer que ce qu'elle peut retenir, l'économie calcule pour savoir ce qu'elle peut donner.

Toujours est-il vrai que, dans une maison hospitalière ou de détention, un dépôt de mendicité, une prison, où les locaux et les hommes sont disponibles, ce bouillon n'y coûtera rien, en raison de la graisse obtenue, et qu'il aura introduit dans ces asiles une base alimentaire dont il y a pénurie ou absence totale; en sorte que des individus qu'enfin on a condamnés à vivre, puissent jouir d'une existence compromise par leur régime actuel : cet acte de bienfaisance sera préférable aux aumônes que la charité recueille pour le soulagement des prisonniers, lesquelles ne leur assurent rien moins qu'une subsistance journalière, et c'est ce que nous lui offrons.

De l'ébullition.

Le bouillon d'os a dû être conduit comme celui de viande : on le mène rondement jusqu'à l'ébullition ; alors il ne doit plus que *frémir*, que *mijoter* ; et observons que, conduit de la sorte, le bouillon de viande serait infiniment meilleur ; il sera enfin le temps que nous avons indiqué. Voici le bouillon fait : alors on le découvre ; on le dégraisse ; on enlève le diaphragme aux légumes ; on retire enfin le diaphragme des os, et le bouillon n'a pas besoin d'être passé.

De l'emploi des légumes.

Les légumes savoureux et sucrés, pénétrés de l'excellente graisse qui les a surnagés, n'a plus besoin que d'assaisonnement pour faire un plat d'entremets que l'œil ne repousse pas. Car, conservés tels qu'on les a placés sur le diaphragme, on n'y aperçoit ni cette déchiqueture de poireaux et ognons, ni l'écume, ni les effondrilles qui se mêlent si souvent aux légumes cuits au pot, puisque les nôtres sont isolés de l'os.

De la graisse.

Tout bouillon doit être dégraissé, surtout

celui de la maladie; graisse qui va, d'ailleurs, être très-utilement employée.

Voyons d'abord la quantité que les os en donnent. Elle est environ d'un seizième, six livres par cent.

Cette graisse est excellente pour l'apprêt des alimens; et bornons-nous à citer l'école polytechnique, le seul des établissemens publics où se soit préparé le bouillon d'os; elle y tenait lieu de vingt livres de beurre qu'on eût consommées pour la préparation des légumes destinés aux repas du soir; et les vingt livres de beurre, du prix de trente sous, offraient une économie de trente francs par jour, quand la confection du bouillon n'exigeait autres frais que ceux de la division des os et du combustible, estimés cinq francs: voilà une économie de huit à neuf mille francs par an; et ce grand exemple que donnait le chef de cette école, distingué par ses lumières, son zèle, sa philanthropie et la plus sévère économie, n'avait pas d'imitateurs dans les autres administrations de la capitale, si on en excepte l'école militaire de Saint-Cyr, où l'économie était estimée, par le général gouverneur, de dix mille francs par an.

Indépendamment de cette graisse, la quantité excédante du bouillon s'employait à mouiller, à nourrir ragoûts et légumes, et à couvrir les viandes froides d'une excellente gelée, état que ce bouillon prend assez habituellement.

Ajoutons qu'il s'en consommait peu à l'infirmerie, qui restait fermée des mois entiers, parce que *jamais une aussi grande réunion de jeunes gens n'a offert moins de maladies*, ce qu'ont unaninement attesté les chefs de cette maison ; observations que confirment les propriétés hygiéniques de ce mode nutritif. Il en est ainsi à *Lunéville*, où ce sont les cinq cents consommateurs du bouillon d'os qui ont déposé de l'amélioration de leur santé qu'avait affaiblie le vice du régime alimentaire auquel les classes populeuses et indigentes ont été condamnées dans ces derniers temps.

En inscrivant de telles propositions, on doit avoir fouillé dans ses cartons pour s'être bien assuré des témoignages qui déposent en leur faveur, et que d'ailleurs tout médecin appuie de l'autorité de l'hygiène ; en sorte que l'économie animale et l'économie pécuniaire doivent rivaliser de reconnaissance, et faire des vœux pour voir promptement ce bienfait réalisé dans la capitale, où cinquante mille individus, environ, sont appelés à y participer. Car telle est la volonté du Roi et de son auguste famille, dont l'autorité du ministre de l'intérieur et de ses premiers magistrats assure la prompte exécution ; car combien est lente la marche du bien !

Un autre témoignage de la propriété éminemment nutritive du bouillon d'os nous est offert par la garnison de Liége, où son adoption et cette graisse qu'on en obtint ont *doublé la nourriture du soldat*, en lui procurant, pour repas du soir, et ce bouillon et cette graisse dont il apprêtait un plat de légumes ; souper beaucoup plus nutritif que ne l'était son dîner, composé d'un bouillon *bien léger* et d'une viande *bien délavée*, comme ayant abandonné à beaucoup d'eau le peu de suc que contient une *basse viande*. La science est autorisée à révéler ces tristes confidences, aujourd'hui qu'elle en signale les remèdes.

C'est la tradition de ce bienfait pour la garnison de Liége qui, à ces dernières époques de calamité publique, vient d'en favoriser l'extension dans cette ville, où, chaque jour, on inscrit dans les journaux la quantité d'os destinés à cet emploi.

De la vente de la graisse.

On vient de voir l'utile emploi de la graisse pour la préparation des alimens, et elle n'est profitable que dans ce cas; car, comme bouillon de la maladie, il a dû être dégraissé; alors les six livres de graisse obtenues du quintal d'os doivent être enlevées pour être vendues; et elle vaut le prix de la meilleure graisse, comme différant à tous égards de celle connue sous le nom *de graisse du pot.* Or, en la vendant, les frais de la division des os et ceux de combustible se trouvent acquittés.

Mais, pour obtenir la totalité de la graisse, il ne faut mettre les légumes que quand le pot est écumé et dégraissé; car ce lit de légumes, suspendu à la surface du bouillon, absorbe une grande portion de notre graisse.

D'après ces détails d'économie pécuniaire, ne doutons pas que le bouillon d'os ne devienne bientôt un objet de spéculation mercantile, quand aujourd'hui il est spéculation de bienfaisance publique. Il en sera de cette nouvelle base alimentaire animale comme des pommes-de-terre, que l'industrie a senti la nécessité de vendre cuites, et comme de cette boisson à laquelle, dans les halles, on donne le nom de *café au lait*; à coup sûr l'homme de la campagne qui, la nuit, arrive tout gelé sur le carreau du marché, saura bientôt préférer, à ce café et à son verre d'eau-de-vie, un excellent bouillon chaud. Mais fions-nous en au peuple *qui sait lire*; il ne tardera pas à *savoir se nourrir* !

---

§ V.

BOUILLON DE L'ÉCONOMIE DOMESTIQUE.

En accusant, et à bon droit, l'économie publique de cette force d'inertie qu'elle ne cessait d'opposer à l'adoption du bouillon d'os, nous devons être indulgens envers l'économie domestique, pour s'être laissé exagérer les difficultés de le préparer; mais la simplicité du procédé va le faire rentrer dans les opérations habituelles du ménage, surtout si les maîtresses de maison, dont plusieurs, de nos jours, ont abandonné le sceptre de l'économie pour le confier à des mains étrangères, consentent à le reprendre momentanément et à surveiller, pour deux ou trois jours, la confection du bouillon d'os.

Faire les choses, ou les faire exécuter en

sa présence, c'est le seul moyen de lever les obstacles que la routine des sous-ordres apporte à tout ce qui rompt les habitudes.

Des appareils.

Les appareils consistent en

Une marmite de terre, par préférence à celles de fer ou de cuivre; point sur lequel la physique est d'accord avec les ménagères;

Un diaphragme à os;

Un diaphragme à légumes;

La machine à diviser les os.

Mais pour la petite économie domestique, qui n'a que deux ou trois livres d'os à employer, un couperet, un mortier de fonte et un quart d'heure suffisent.

Dans tout ménage on brûle et moud son café, on fend son bois en éclats; eh bien! on y divisera les deux livres d'os destinés à représenter le bouillon de six à huit livres de viande qui, souvent, se convertira en gelée par le refroidissement; c'est beaucoup avoir pour bien peu de peine et de temps.

Du fourneau potager économique.

Désirant remédier à ce vieil abus du *pot au feu*, qu'on place au foyer, où il consomme, pendant cinq ou six heures de son séjour, au moins pour dix sous de bois, je conçus l'idée d'un *fourneau-potager économique* qui a fini par devenir populaire, comme procurant un bouillon beaucoup meilleur, parce qu'il n'exige pas cette surveillance qui se trouve si souvent en défaut, et qu'il ne consomme que pour quatre ou cinq sous de charbon, tout en pouvant suffire à la préparation du repas de la famille; enfin ce fourneau met à la disposition de la ménagère un approvisionnement d'eau chaude et même bouillante, au moyen d'une cafetière-porte qui ferme l'orifice du foyer (1).

Cette économie de tous les jours, en combustibles, que procure l'usage de ce fourneau, fait une somme notable à la fin de l'année, sans parler de ses autres avantages; mais il n'a pu être adopté que dans les ménages où la mère de famille, bonne et sage économe, a

---

(1) *Ce fourneau-potager économique* a été l'objet d'un traité particulier, que j'ai publié sous ce titre.

M. Harel, qui s'était livré à la physique pyrotechnique, s'est chargé, dans le temps, de la construction de ce fourneau et des appareils qui le complettent, appareils au perfectionnement desquels il a coopéré.

Ce dépôt est rue de l'Arbre-Sec, n°. 50; c'est là où se trouvent les appareils, la batte, etc., pour l'économie en grand.

voulu qu'il le fût, et s'est elle-même chargée de sa direction dans les premiers jours.

Du bouillon d'os substitué à celui de viande.

Installons-nous maintenant dans les maisons de la classe bourgeoise, vivant avec cette aisance que favorise une sage économie; voyons les modifications que l'introduction du bouillon d'os va y apporter, et comment, avec une dépense beaucoup moindre, nous allons améliorer le système alimentaire de la famille.

Entamons d'abord cette grande entreprise, de dérouter l'économie domestique sur le point principal de son administration journalière, *son pot au feu de viande !* Les vieilles habitudes, et surtout celle-ci vieille comme le monde, car Ève a dû finir par *mettre son pot au feu*, semblent devoir exclure tout raisonnement et ne pas permettre qu'on puisse faire les choses autrement qu'elles se font de toute éternité.

Cependant il y a peu de mères de famille, bonnes économes, et qu'une éducation libérale met nécessairement au-dessus des préjugés populaires, qui, déjà converties sur les propriétés du bouillon d'os, ne le soient promptement sur les abus de cette vieille base alimentaire, *la soupe et le bouilli.*

Du pot au feu.

C'est un préjugé admis, même dans les plus petits ménages, que le *pot au feu est ce qu'il y a de plus économique*, et c'est la proposition toute contraire que nous allons établir; en effet on n'aura pas de peine à convenir que *ce bon bouillon et ce bon bouilli* ne sont le plus souvent ni l'un ni l'autre *bons*, mais surtout que rien n'est moins économique.

Dans les grandes maisons le bouillon n'est pas meilleur que dans les petits ménages; mais à l'aide de braisé, jus, purées, le potage devient un bon ragoût. Au moins le bouilli peut-il y être bon, parce que le centre de la pièce, abrité par son épaisseur, ne laisse point échapper ses sucs, et que c'est de la *viande cuite dans son jus*. Toutefois divisez-vous en quatre morceaux cette viande, d'ailleurs de première qualité; ce n'est plus cette pièce tremblante, mais de la viande délavée, enfin un parenchyme dépourvu de saveur ainsi que de qualités nutritives! et tel est, le plus souvent, le petit pot au feu bourgeois qui consiste en deux ou trois livres de viande.

Observons que la livre de viande donne deux bouillons; dans les hôpitaux c'en est trois, même quatre, et souvent cinq; alors ce peut être le bouillon de la maladie, mais non celui de la convalescence.

Quant au bouillon bourgeois dont il s'agit, admettons-le de six livres de belle viande ; ce sera quatre pintes de bouillon.

Voici donc six livres de viande, qui, au prix de 14 sous, font 4 liv. 4 sous : il en coûtera pour 10 sous de combustibles, ce qui fait 4 liv. 14 sous. La viande apportant son quart d'os est réduite à 4 liv. et demie ; mais elle a bouilli pendant cinq ou six heures, et elle a perdu, en sucs que l'eau en a extraits, un autre quart : il ne reste donc plus réellement que trois livres de viande à 1 liv. 5 sous.

Or ; rien de moins économique : et ce serait une grande économie que d'acheter pour ce prix-là toute autre viande, et même volaille, gibier, poisson, pour être consommée de toute autre manière plus appétissante, et surtout plus nutritive.

Mais de la cuisine transportons-nous à table, et voyons quel sera ce bouillon, le plus souvent médiocre, et parfois mauvais ; ce qui dépend beaucoup de la qualité de la viande et de la manière de *conduire le pot*.

Maintenant quel va être le bouilli ? Comme le bouillon : une fois la semaine bon, et du surplus médiocre ou mauvais. Si on a mis le pot pour deux jours, ce sera une soupe réchauffée, et dont souvent le bouillon a aigri; enfin le miroton, ce qui constitue, il faut l'avouer, une assez mauvaise chère, et ajoutons fort chère. Impossible de nier ces rangs et qualités de bouillon et de bouilli.

D'expériences intéressantes faites par M. Darcet, et qui ont été l'objet d'un rapport de la faculté de médecine de Paris, il résulte que cent livres de viande ne donnent que cinquante livres de bouilli, et cent livres de la même viande en donnent soixante-sept de rôti.

Qu'allons-nous substituer à ces six livres de viande qui, bouillie, n'est plus que la fibre animale, dépourvue de ses sucs nutritifs et savoureux, que le parenchyme de la chair, et, dans cet état, plutôt lest qu'aliment?

Nous la ferons rôtir; et alors, au lieu de nos trois tristes livres de bouilli, nous aurons quatre livres de rôti, et de plus, le suc de la viande concentré, ce qui la rend plus nutritive et plus savoureuse : ou bien on la mettra en daube; alors, cuite en vaisseau clos, elle perd bien peu de son poids, et gagne beaucoup en saveur ainsi qu'en propriété alimentaire.

Maintenant, de quelque manière qu'ait été

préparée notre viande, nous aurons toujours droit à notre livre et demie d'os, ou aux os de veau, mouton, volaille, de gibier, qu'on aurait préférés au bœuf; et, de cette quantité d'os, nous obtiendrons un bouillon beaucoup plus substantiel que des six livres de viande, sans avoir à manger un bouilli hasardeux.

J'en appelle, sur ces modifications, à la mère de famille, à sa raison, à son économie, et à la jouissance qu'une variété journalière fera succéder au régime habituel du pot au feu; et n'oublions pas les cinq ou six livres d'une excellente gelée que donnera au besoin le bouillon d'os, ce qui fera un excellent entremets. Il ne s'agit point ici d'opinion, il ne peut en exister qu'une seule et même sur cette heureuse modification de régime; il s'agit de chiffres, et les calculs sont là pour prouver qu'il y a une économie du tiers à moitié sur la dépense, ainsi qu'une amélioration également facile à apprécier; et on mange tous les jours!

Je n'en appellerai pas aux pensionnaires des deux sexes si dégoûtés de la soupe et du bouilli de la pension, je craindrais de leur part une insurrection; mais les maîtresses de ces maisons imiteront notre mère de famille; car elles le sont des élèves qui leur sont confiés.

En adoptant ce régime, il en résultera une économie journalière qui, sur un grand nombre de consommateurs, ajoute beaucoup au bénéfice ; une variété constante dans la nourriture sera substituée à l'uniformité de ces régimes invariables, et surtout de cette soupe bien blanche, de ce bouillon si clair, et de ce bouilli tout filandreux : ne laissons subsister de ce régime que la *salutaire abondance* qui forme la boisson.

La santé des élèves y gagnera, parce que cet âge de la puberté exige une nourriture succulente, et qu'il entraîne souvent des dégoûts ; ce qui introduit dans les maisons d'éducation l'abus de ces chatteries qui devraient être interdites aux jeunes pensionnaires.

---

§ VI.

DU RÉSIDU DES OS.

Les os étant susceptibles d'être soumis à plusieurs ébullitions, on peut disposer de ce premier résidu en faveur de familles nombreuses et indigentes, qui trouveront une excellente nourriture dans le bouillon qu'elles en feront, en y ajoutant des herbages, des légumes, des pommes-de-terre; et de tels potages rempliront le vœu de la nature, qui est l'association du régime animal et végétal; car ce second bouillon se convertit souvent encore en gelée, ainsi que le premier. Si la substance osseuse n'est pas une mine inépuisable de gélatine, au moins faut-il cinq ou six ébullitions consécutives avant de l'avoir épuisée.

Aussi à Colmar, à Strasbourg, et récemment dans plusieurs autres villes, le bouillon d'os fait-il la base des soupes économiques, ce qui ajoute éminemment à leur qualité nutritive, à la salubrité de l'aliment, ainsi que l'appétence de goût et d'*instinct*.

Du résidu des os, pour la nourriture des animaux domestiques.

On conçoit combien devient économique la destination de notre résidu à la nourriture des chiens, animaux indispensables à la campagne. Dans ces temps calamiteux, on a hésité à les nourrir de pain, lorsque tant d'indigens en manquaient, ou on leur en a donné de mauvais et peu substantiel; car le son dont il se composait nourrit mal, c'est du lest; alors, en associant à ce résidu toute autre substance végétale, et surtout la pomme-de-terre cuite, avec laquelle hommes et animaux se sont familiarisés cette année-ci, il n'y aura plus *de pain à jeter aux chiens.*

Ainsi donc, ce résidu contenant encore une forte quantité de gélatine soluble à l'eau, et la portion de gélatine que l'eau ne peut pas atteindre, le chien sera parfaitement nourri de cet os ainsi divisé, et que, entier, il n'eût pas même pu parvenir à broyer.

Voici donc cet os que, détaché de sa viande, *on eût jeté au tas d'ordures*, et qui, ayant déjà acquitté son tribut d'un ou deux bouillons d'excellente qualité pour l'espèce humaine, finit par devenir la nourriture de nos animaux domestiques, du chien, du chat, du porc, à l'engrais duquel la gélatine contribuera essentiellement; enfin la volaille, poules, canards, dindons, y trouveront, outre la gélatine, la substance terreuse dont se compose la coque de l'œuf.

Monseigneur l'évêque suffragant de Wurtzbourg me mandait, à ce sujet, que dans les cantons d'Uri et d'Appenzel, on moud les os, depuis des siècles, pour les convertir en une farine propre à la nourriture de cette gent volatile; et, depuis des siècles, l'espèce humaine n'a point cherché sa subsistance dans les os des animaux, quand nos pères ont été conduits, par le fanatisme religieux, à déterrer les ossemens de leurs pères pour s'en nourrir.

De ces résidus comme engrais.

Le plus énergique des engrais, c'est la gélatine ; et le plus énergique des amendemens, c'est la substance terreuse qui constitue les os : aussi l'économie emploie-t-elle avec le plus grand succès les râpures de corne et les os pulvérisés, pour être répandues sur la terre ou enfouies au pied des arbres.

Dans une manutention en grand du bouillon d'os (tel serait un hôpital), cinquante livres de ce résidu, par jour, répandues dans le potager, en feront une terre de promission ; cette assertion est le résultat d'expériences comparatives, que j'ai suivies pendant deux années.

La lente destruction de cet engrais en prolonge le bienfait : c'est un miracle de végétation qu'il opère en raison de ces sels calcaires, de quelques portions de cette gélatine, enfin, de la graisse que retient la substance osseuse ; aussi cet engrais, connu des jardiniers et surtout des fleurimanes, deviendrait un objet de spéculation pour la composition des compotes.

Du charbon animal.

Les arts emploient avec efficacité le charbon animal, comme dépurateur, désinfecteur, etc. Or notre résidu, carbonisé dans un vaisseau clos, donnera ce charbon.

Enfin, calciné à feu ouvert, ce résidu servira à faire les coupelles pour l'or et l'argent.

§ VII.

DE LA GÉLATINE,

PRÉALABLEMENT EXTRAITE DE LA SUBSTANCE OSSEUSE, ET DE SES APPROPRIATIONS A L'ÉCONOMIE ALIMENTAIRE, D'APRÈS LES PROCÉDÉS DE M. DARCET.

Que de choses nous voyons et n'apercevons pas! dit Montaigne. Combien, en effet, il est rare d'embrasser tous les points du cercle que nous offre l'objet de nos recherches! ou plutôt ce n'est qu'un seul point auquel nous nous attachons. C'est ainsi que *Papin*, ayant vu la gélatine des os, ne vit plus, pour l'extraire, que sa machine; et que successivement *Hérissant*, de l'académie royale des sciences, n'a vu dans la gélatine que son isolement d'avec la substance calcaire, sans même penser à la vertu nutritive de ces produits (1) ; quand, de mon côté, voulant réaliser ce vœu de Papin, et réduire à la plus grande simplicité le moyen d'obtenir la gélatine, je conçus l'idée du brisement des os, et de leur ébullition dans l'eau.

Mais, enfin un chimiste qui a concouru à perfectionner beaucoup d'arts, ainsi qu'à en créer beaucoup d'autres, M. Darcet est survenu et a relevé tous les points de ce cercle que présente la substance osseuse, de manière à ne plus laisser dans ce champ un seul épi à glaner.

Les arts, l'industrie, le commerce se seront bientôt approprié tout ce que cet intéressant travail de M. Darcet leur offrait ; la plus belle

(1) Ce procédé devait se réduire à tenir plongé, dans un bain d'acide muriatique affaibli, un os, pour, la substance calcaire, dissoute par cet acide, abandonner la gélatine qui, dans cette opération, conserve la forme de l'os dont elle était le ciment. Ce procédé avait été exécuté par moi, comme élève de mon frère, collègue de M. Hérissant ; et M. Tenon apporta cette même pièce à l'une des séances de l'institut, pour déposer en faveur de cette gélatine et de son bouillon, objet du mémoire que je venais soumettre à la classe, et dont le rapport est devenu ma première autorité, sur les avantages que l'économie devait se promettre de ce nouveau mode alimentaire.

et la meilleure des colles fortes ; une colle à bouche d'une saveur agréable et de la plus grande ténacité ; pour l'œnologie, la substance la plus propre à coller les vins, etc., etc. ; mais, écartant ces diverses appropriations de la gélatine, emparons-nous de celles qui intéressent l'économie alimentaire.

Cette gélatine, dégagée de sa substance calcaire, devient la base d'excellentes tablettes du bouillon plus nutritives et moins coûteuses que les tablettes ordinaires, ainsi que des crêmes et gelées d'entremets, très-supérieures à celles qui doivent leur consistance à la colle de poisson, dont le goût et la saveur ne peuvent être déguisés par les aromates.

Mais une de ses appropriations, non moins intéressante, c'est de représenter, sous le moindre volume possible, la gélatine d'une quantité déterminée de viande.

Bouillon de viande et gélatine.

Ainsi donc, au lieu des quatre livres de viande destinées à faire un pot au feu de huit bouillons, il sera composé ainsi qu'il suit :

Viande une livre ;

Gélatine sèche, deux onces, lesquelles vont représenter les trois autres livres de viande ;

Eau, quatre pintes et demie ;

Sel, légumes, enfin le pot conduit comme celui de viande ou d'os;

Voilà les huit bouillons et une demi-livre de bouilli;

Le bouillon sera très-bon; ne parlons pas du bouilli, mais bien des trois livres de viande réservée, qui, rôtie, en daube ou en ragoût, seront mets beaucoup plus savoureux et plus succulens que ne l'eussent été les deux livres de bouilli, résultant des quatre livres de viande mise au pot; parce que c'est moitié de son poids que perd la viande fatiguée par l'ébullition; et la voici en outre privée, avons-nous dit, des sucs qu'elle abandonne à l'eau, pour ne plus faire qu'un médiocre bouillon et un médiocre bouilli.

Exceptons toutefois ces fortes pièces de bœuf, dont le volume défend l'intérieur de la déperdition du suc de la viande, ce qui fait d'un bon bouilli un aliment savoureux et nourrissant; mais c'est l'exception à la règle. Répétons encore que c'est rarement là le pot au feu bourgeois, et jamais celui des colléges et pensionnats.

Ce sont donc ces maisons qui ont intérêt à adopter cette modification; ce qui, en donnant un bouillon beaucoup plus nutritif, maintiendra le morceau de bouilli pour contenter les vieilles habitudes ; mais celles-ci tiendront-elles contre cette viande grillée, rôtie ou en ragoût, que voilà substituée à cette demi-livre de bouilli? ou, enfin contre cette pièce de volaille du prix qu'eût coûté la viande absente de ce pot au feu? La gourmandise, péché de la vieillesse, si on peut appeler tel l'appétit que provoquent de meilleurs alimens, se substituera donc au péché d'habitude, et entrera pour moitié avec l'économie dans cette révolution du régime alimentaire de la classe bourgeoise.

M'abandonnant aux sentimens d'estime et d'attachement que m'inspire la personne de M. Darcet, mais surtout à celui de ma propre conviction, j'ai dû faire les honneurs de cette gélatine, préalablement extraite de la substance osseuse : aussi me suis-je réuni à ce savant, du moment où il m'eut mis dans sa confidence, pour provoquer la concurrence de cette gélatine avec le bouillon d'os, et je me suis associé à ses expériences avec le désir de leur succès. Dans un Traité que je publiai alors sur le *régime alimentaire du peuple, du soldat et du marin*, je disais : (Il m'est doux de partager avec M. Darcet, la reconnaissance de l'indigence et de l'économie ; car les amis du bien public et de l'humanité souffrante loin de se livrer à des rivalités, devraient se chercher et se serrer, pour arriver plus sûrement au but, dont des prétentions respectives ne peuvent qu'éloigner).

C'est surtout au régime du marin que peut utilement s'appliquer cette gélatine, comme offrant à l'équipage un bouillon frais, et très-salutaire, qu'on ne peut pas obtenir de viandes salées ou fumées. Aussi la dernière expédition maritime a-t-elle fait un grand approvisionnement de cette préparation; et son retour aura confirmé l'influence qu'elle doit nécessairement exercer sur la santé des équipages.

Ce n'est pas qu'on ne puisse également approvisionner les vaisseaux d'os soumis à la division et à la dessiccation; ce qui a été effectué à Nantes par M. *le Tourneur de la Manche*, alors préfet : exemple qui a été suivi par les puissances maritimes du Nord, la Suède, le Danemarck et la Russie. Toutefois cet achat de gélatine serait peu de chose pour une arme aussi dispendieuse que l'est la marine.

Mais laissons au bouillon, immédiatement obtenu de la substance osseuse, son droit d'aînesse et ce précieux avantage *de don gratuit*; c'est celui que prescrit l'économie, et que réclame impérieusement la nécessité, en même temps qu'il est, de préférence, le bouillon de la maladie et de la convalescence.

Résumé sur les deux procédés.

Résumons-nous donc sur les deux procédés, et ajustons les plateaux de la balance pour faire à chacun sa part.

Les deux bouillons sont également nutritifs; n'ajoutons point et également salubres, au moins comme bouillon de maladie, qui réclame de préférence celui de gélatine pure; or celui de gélatine, préalablement extraite, veut l'association d'une portion de viande.

La gélatine extraite est d'ailleurs une opération manufacturière, qui a ses frais à prélever, ainsi que des bénéfices à donner comme objet commercial; en sorte qu'indépendamment de son prix, il y a celui de la viande à lui associer; lorsque le bouillon d'os retrouve la compensation, et au-delà, des frais de manutention, dans la graisse qu'on en obtient; graisse dont est dépourvue la gélatine chimiquement préparée; enfin cette même graisse balance souvent, en outre, les frais de combustible.

Donc l'économie est autorisée à conclure que le bouillon de l'indigence et de la charité publique doit être celui de la gélatine, immédiatement extraite de la substance osseuse par l'ébullition ; ce qui ne diminue point les avantages précieux que cette gélatine, préalablement extraite par les procédés chimiques, offre aux diverses branches de l'économie que nous avons signalées, ainsi qu'à l'économie alimentaire ; ce sont deux sœurs aînée et cadette, dont voici les partages bien réglés.

Observons qu'à Genève on a fait marcher de front les deux procédés ; savoir l'extraction de la gélatine par la division et l'ébullition dans l'eau, pour ensuite extraire, par les procédés de M. Darcet, le surplus de la gélatine que l'eau n'a point extraite par une première ébullition.

Ces détails prouvent que la philanthropie, qui sait ainsi emprunter le flambeau de la science pour s'éclairer dans cette honorable carrière, parvient aisément à multiplier ses bienfaits : ici le bienfait est centuplé, ou plutôt c'est la création d'un secours nouveau pour la maladie et l'indigence, que cette conversion en mille rations de bouillon excellent d'un quintal d'os délaissés et perdus.

Insistons sur l'observation que voici : les disettes se distinguent en réelles et factices ; or, en tout temps et en tout lieu, il y a disette réelle de viande pour les classes populeuses, et auxquelles nous apportons ce secours nouveau; mais si le *quintal des os représente, par la quantité de gélatine* qu'il contient, celle que donnent *six cents livres de viande*, et que moitié des os de la viande consommée dans une ville suffise à nourrir ces classes, la disette de la viande n'est plus réelle, elle n'est que factice; puisque la viande, quand elle est épuisée de son suc, n'est plus rien que du lest; car c'est cette gélatine dissoute dans le bouillon de viande ou d'os qui seule constitue l'aliment; et la substance osseuse, avons-nous dit, donne six fois plus de gélatine que la viande.

Voici autant de propositions consacrées par l'Europe savante, ainsi que par l'expérience de cette même Europe qui vient encore de voir la famine, ainsi que les maux tant physiques que moraux qu'elle entraîne, disparaître du sein des villes où récemment ce bienfait, à elles inconnu, s'est introduit.

Ainsi donc l'économie et la philanthropie, ayant aujourd'hui le droit de siéger aux conseils des gouvernemens et de la bienfaisance publique, leur disent : Il existe deux bases alimentaires, dont l'une, la gélatine, plus appropriée que l'autre à l'économie de l'homme, devient indispensable à son existence; c'est ainsi que la nature en ordonne; et cependant la plus grande partie de la population en est privée, quand la substance osseuse de tous les animaux est la mine la plus riche de ce premier principe nutritif, sans lequel il y a dégénérescence de l'espèce humaine; et cependant cette mine se trouve tout exploitée, puisque nous en foulons le minerai aux pieds, et que nos rues, nos champs en sont jonchés; il ne s'agit donc que de la recueillir pour en faire ce don gratuit à l'humanité souffrante et à l'indigence, bienfait qu'il faut étendre à toutes les cités.

Citerai-je la réflexion d'une femme aussi charitable que spirituelle qui, en réponse aux détails qu'elle me demandait sur le bouillon d'os, m'écrit : (les alchimistes cherchent, si toutefois il en existe encore, à convertir les métaux imparfaits en or; mais n'est-ce pas la pierre philosophale alimentaire toute trouvée, que cette conversion de mes dix ou douze livres d'os, par semaine, en 50 ou 60 pintes d'un excellent bouillon que maîtres, valets et indigens de ma commune allons consommer? Je tiens, ajoute cette dame, à ma comparaison.)

Mais, au lieu de nous abandonner à des sentimens pénibles, ainsi qu'à des réflexions qui deviendraient autant d'actes d'accusation sur cette indifférence qui ajournait un tel bienfait ; disons que sous un souverain placé au niveau des lumières du siècle le plus éclairé, et dont la bienfaisance est sans bornes, ainsi que celle de son auguste famille ; ce vœu, qui n'a été jusqu'à présent en France qu'un rêve de l'économie, sera complétement réalisé, et que l'amélioration du régime alimentaire des classes populeuses deviendra une des époques du siècle de Sa Majesté.

ADDITIONS.

Page 32.

Dans le cours de l'impression de cet ouvrage, les papiers publics et ma correspondance particulière ont signalé plusieurs villes qui viennent tout récemment de participer à ces secours.

A Châtillon-sur-Seine, un jour ou plutôt une heure aura suffi à M. le comte Mura, sous-préfet, pour y réaliser ce bienfait : dans une assemblée générale, des autorités civiles, militaires, ecclésiastiques et judiciaires qu'avait convoquée ce magistrat, et où les produits en bouillon et gelée furent exposés, on a unanimement arrêté que l'hospice, les bureaux de bienfaisance et les classes indigentes participeraient désormais à cette manne nouvelle pour y devenir permanente ; car le bouillon doit être un secours de tous les temps : cette heure d'exécution avait été précédée d'une heure d'entretien que j'avais eu avec cet estimable philanthrope.

Il n'a pas fallu plus de temps à M. le marquis de Villeneuve, préfet du Cher, pour introduire le bouillon d'os à Bourges, où deux chaudières en activité mettent, à la disposition des habitans de la ville, quatre cents rations de cet aliment aussi substantiel et salutaire qu'économique. A la suite d'une conférence avec ce préfet, je l'engageai à désigner un de ses administrés pour prendre connaissance des procédés et des appareils, et assister à une distribution. M. la Forcade, dont il fit choix, de retour à Bourges, concourut à réaliser ce bienfait; car quel autre nom donner à une institution aussi secourable?

C'est ainsi que plusieurs journaux prennent acte de l'extension que le bouillon d'os reçoit, tant dans plusieurs autres cités de la France que chez l'étranger. Enfin, au moment où je corrige cette épreuve, je reçois de M. Delorme-Villedaulé, maire de Saint-Servan, des détails sur l'établissement qu'à son retour dans cette ville il vient de former, du bouillon d'os; et, si ce mode nutritif a pu pénétrer en Bretagne, où le peuple est si constant dans ses vieilles habitudes, où ne pénétrera-t-il pas?

Déjà cet honorable philanthrope avait introduit dans sa contrée le pain mélangé de fécule et parenchyme de pomme-de-terre avec les céréales, et c'est à deux milliers par jour que s'en est élevée la vente à Saint-Servan. Ces faits prouvent que le bien devient facile avec du zèle et la volonté de le faire.

NOTE

Extraite de la Bibliothéque britannique.

Pendant le cours de l'impression de cet ouvrage, je trouve dans l'intéressant recueil de la *Bibliothéque britannique* des détails affligeans sur la misère qui a régné dans les cantons de la partie orientale de la Suisse, en même temps que des détails consolans sur le bienfait du bouillon d'os.

Voici le tableau qu'offre le W. Magni, dans une notice qu'il a communiquée à la session *de la société helvétique des sciences naturelles* réunie à Zurich. « Nulle part l'urgence des moyens de soulager ces calamités n'a dû être plus grande que dans les cantons où une population très-considérable et la chute totale des fabriques avaient porté la misère au plus haut degré. Ces figures blêmes, ces squelettes semblables à des ombres, devaient émouvoir ceux dont le cœur n'était pas endurci. Long-temps encore, et lors même que la bonne nature et le temps en auraient effacé les traces, j'aurai devant les yeux ces tristes images de la mort; lorsque les expériences importantes des Proust, Cadet-de-Vaux, conduisaient ici, comme ailleurs, à l'idée de mettre à profit la matière nutritive que renferment les os, etc. »

C'est donc ainsi que les nations étrangères accueillent avec empressement et reçoivent avec reconnaissance de la nation française les présens de l'économie. En effet, dans ce même cahier de *la Bibliothéque britannique*, je trouve la plus honorable récompense de mon zèle et de mon amour pour l'humanité, par le titre d'*associé honoraire étranger de la société helvétique des sciences naturelles*, que, dans sa dernière session, cette imposante réunion des savans de l'Helvétie, a daigné m'accorder : Honneur que je partage avec les sir Joseph Banks, Cuvier, Humbolt, Gillet, Laumont ; ce qui prouve l'estime que cette nation accorde à l'économie, aux yeux de laquelle elle est, ainsi que dans l'antiquité, la première des sciences pour les individus, et la première des vertus pour les gouvernemens.

FIN.

TABLE
DES MATIÈRES.

§ IV.

§ V.

§ VI.

§ VII.

www.ingramcontent.com/pod-product-compliance
Ingram Content Group UK Ltd.
Pitfield, Milton Keynes, MK11 3LW, UK
UKHW020330180726
13839UKWH00002B/631